Fazendo as pazes com a menopausa

Dra. Sheila de Liz

Fazendo as pazes com a menopausa

Traduzido por Thelma Lersch

SEXTANTE

Título original: *Woman on Fire – Alles über die fabelhaften Wechseljahre*

coordenação editorial: Alice Dias
produção editorial: Livia Cabrini
preparo de originais: Rafaella Lemos
revisão: Hermínia Totti e Tereza da Rocha
diagramação: Ana Paula Daudt Brandão
ilustrações de miolo: Luisa Stömer
capa: Natali Nabekura
impressão e acabamento: Bartira Gráfica

CIP-BRASIL. CATALOGAÇÃO NA PUBLICAÇÃO
SINDICATO NACIONAL DOS EDITORES DE LIVROS, RJ

L766f
Liz, Sheila de
Fazendo as pazes com a menopausa / Sheila de Liz ; tradução Thelma Lersch. -1. ed. - Rio de Janeiro : Sextante, 2025.
240 p. : il. ; 23 cm.

Tradução de: Woman on fire
ISBN 978-85-431-1055-4

1. Menopausa. 2. Mulheres de meia-idade. 3. Perimenopausa. I. Lersch, Thelma. II. Título.

25-96610 CDD: 618.175
CDU: 618.173

Gabriela Faray Ferreira Lopes - Bibliotecária - CRB-7/6643

GMT Editores Ltda.
Rua Voluntários da Pátria, 45 – 14º andar – Botafogo
22270-000 – Rio de Janeiro – RJ
Tel.: (21) 2538-4100
E-mail: atendimento@sextante.com.br
www.sextante.com.br

“É apenas o começo, não é o fim.
As coisas nunca mais serão como antes.”
Melanie C., ex-Spice Girl

Sumário

ADVERTÊNCIA

Este livro não é um manual médico-científico e o propósito desta publicação não é substituir orientações de profissionais de saúde.

Caso você tenha ou suspeite ter algum problema de saúde, nós a aconselhamos a consultar um médico. Além disso, use o bom senso e busque orientação profissional antes de colocar em prática qualquer sugestão que não pareça apropriada ao seu estado atual de saúde.

Prefácio à 25ª edição

Escrevo estas linhas no aeroporto, onde tenho estado com frequência ultimamente. Minha vida mudou bastante desde a primeira edição de *Fazendo as pazes com a menopausa*, e hoje em dia viajo muito para participar de congressos e dar palestras para o maior número possível de pessoas sobre a menopausa e suas profundas consequências. Essa é uma missão que me enche de gratidão.

Mas não foi só a minha vida que sofreu uma mudança radical. Pelos inúmeros e-mails, cartas e mensagens que recebo, a vida de muitas mulheres também mudou.

O movimento iniciado por este livro alcançou muitas mulheres que antes se sentiam sozinhas, sem saber a quem recorrer em busca de respostas confiáveis para as perguntas que tinham sobre seu corpo e suas emoções.

Essas mulheres se reconheceram no livro e se sentiram compreendidas. Foi um alívio para muitas descobrir que não eram "loucas" nem deveriam "ser internadas num hospital psiquiátrico", saber que estavam corretas em suas suspeitas de que os problemas que enfrentavam tinham a ver com seus hormônios – mesmo diante da negativa de todos os médicos. Elas não precisavam mais suportar seus sintomas em silêncio, pois este livro lhes deu voz. Sinto-me honrada e muito feliz com isso.

Porém essa voz também desagradou muita gente. Como pude constatar, muitos colegas continuam se negando a oferecer a terapia de reposição hormonal mais moderna, apegados a crenças antigas ou estudos ultrapassados. Irritados, os ginecologistas viram as costas para as mulheres ou, no melhor dos casos, confessam não entender nada sobre as terapias disponíveis para lidar com os problemas decorrentes da menopausa.

Mas onde há sombra, há luz. Também recebi muitas mensagens de colegas afirmando que facilitei seu dia a dia, porque agora as pacientes já chegam bem-informadas, sem receios acerca da terapia de reposição hormonal.

Na minha opinião, só podemos exercer uma medicina de qualidade se estivermos inclinados, como profissionais da saúde, a explorar a lacuna intelectual entre o que aprendemos e o que ainda não sabemos mas estamos dispostos a aprender. Houve grandes avanços na medicina da menopausa nos últimos anos, mas o maior impasse ainda é a execução, que quase sempre exige terapias personalizadas. Não existe uma solução única que se aplique a todas as pacientes. E é isto que torna essa abordagem tão fascinante: a saúde de cada mulher consiste em várias peças de quebra-cabeça que precisam ser combinadas com paciência e empatia para que possamos chegar ao diagnóstico correto. Por outro lado, isso dificulta o desenvolvimento de um tratamento abrangente para todas as mulheres a partir dos 40, pois a maioria dos sistemas de saúde não tem tempo nem recursos para isso.

E é aqui que volto a você, querida leitora. Nesta fase nova e emocionante da sua vida, você vai precisar conhecer seu corpo a partir do zero outra vez. Mas isso não será tão difícil quanto parece, afinal você viveu a vida toda nesse corpo, que já passou por muitas mudanças ao longo dos anos. No entanto, com os novos sintomas e as coisas surreais que está vivenciando, você vai precisar de um vocabulário específico para fazer as perguntas certas a seu médico ou sua médica. E este livro vai lhe oferecer os termos necessários não só para ter controle sobre os sintomas desgastantes mas também para permanecer saudável e feliz pelo maior tempo possível.

Você já deve suspeitar, mas vale a pena dizer com todas as letras: a menopausa não precisa ser um período de luto ou despedida – essas são ideias antiquadas que não combinam mais com os tempos atuais. E não é de hoje que venho observando que, para muitas mulheres, a menopausa é um período de retorno a si mesmas. Sua melhor versão está esperando por você, uma versão que tem a vontade e a força necessárias para criar uma vida de acordo com as suas próprias ideias. No consultório, sempre me emociono quando vejo a mulher se transformar. Ela é tudo menos sem graça e invisível. Ela brilha de dentro para fora, com o corpo em chamas. E isso é incrível.

Agora esse momento chegou para você.

Prefácio

Querida leitora,

Que bom encontrá-la por aqui! Se está com este livro nas mãos, é provável que você tenha entrado na menopausa ou que sua última menstruação tenha sido há algum tempo. Talvez você tenha um ou outro sintoma, mas não saiba ao certo o que tudo isso significa. Afinal, as mulheres não costumam falar muito sobre as mudanças na meia-idade e, ao que tudo indica, esse silêncio é motivado por uma vergonha implícita. Não há dúvida de que antigamente essa era a razão pela qual ninguém falava muito sobre a menopausa – e essa vergonha vinha acompanhada de um forte sentimento de fracasso como mulher. Isso já era errado naquela época, mas hoje é um absurdo completo.

Gostaria de me apresentar. Eu me chamo Sheila de Liz, sou ginecologista e minha missão é revolucionar o conceito da menopausa, algo que já devíamos ter feito há muito tempo. E, sim, apesar de médica, quero falar com você de igual para igual. Principalmente porque várias das minhas pacientes se tornaram grandes amigas ao longo do tempo. Quero que este guia acompanhe você e esteja ao seu lado pelos próximos anos, que com certeza trarão muitas transformações.

Um pequeno aviso. Neste livro eu revelo muitos segredos da medicina que talvez contrariem tudo que você julgava saber sobre a menopausa. Muito do que afirmo aqui poderia levar a discussões polêmicas com amigos, familiares ou até mesmo outros médicos, mas acredite em mim quando digo que é a mais pura verdade. Todos os conselhos que apresento aqui são os mesmos que dou a minhas irmãs e amigas e que eu mesma sigo. Há muitas décadas as mulheres vêm sendo induzidas ao erro, enganadas e – pior ainda – excluídas das discussões sobre as recomendações de tratamento. E isto é típico da medicina voltada para a saúde feminina: as decisões sobre nós e sobre nosso corpo costumam ser tomadas a portas fechadas, em fóruns científicos majoritariamente compostos por homens.

Mas a moderna medicina da meia-idade para as mulheres precisa incluir você – e isso só será possível se você tiver um conhecimento sólido, entender os fatos e puder decidir por conta própria. Vivemos confiando a acadêmicos e médicos as decisões sobre nosso corpo, sem questioná-los. É o que você faz quando torce o tornozelo, por exemplo. Mas quando o assunto é planejar sua menopausa, você precisa ter um papel ativo, e isso só é possível se você estiver munida de fatos. Não de boatos da internet ou meias-verdades do senso comum, mas de fatos reais – a verdade completa sobre seu corpo, que se torna cada vez mais fabuloso com o passar dos anos. A única diferença é que agora você vai precisar nutri-lo e cuidar dele para que a segunda metade da vida seja ótima. Sim, você leu corretamente, foi o que escrevi. A menopausa não é o "outono da vida", como costuma ser chamada. Essa é uma visão totalmente ultrapassada. A menopausa se parece muito mais com o início do verão. Só precisamos de planejamento e de um acompanhamento médico razoável.

Junte-se a mim nesta jornada pelas várias etapas de sua menopausa porque, do outro lado dessa travessia, você vai encontrar uma nova versão de si mesma. Talvez encontre até a mulher que sempre desejou ser, uma mulher forte e sexy também, se quiser, mas, acima de tudo, finalmente livre. É uma grande honra conduzir você até ela.

Um breve manual do usuário

Você pode ler este livro seguindo a ordem dos capítulos ou usá-lo como obra de referência e consultá-lo sempre que precisar.

Como o tempo é um bem escasso para muitos de nós, incluí um *Box de resumo* no fim dos capítulos mais longos.

Nas seções *É bom saber!* apresento "pérolas de conhecimento" para você aprender alguns fatos de forma rápida e conferir os destaques de cada capítulo.

Nos *Caçadores de mitos* desconstruo mitos antigos e destruo ideias obsoletas.

As *Seções dos nerds* foram feitas para matar a sede de conhecimento de quem quiser se aprofundar, contando com informações complementares sobre o assunto em questão.

PARTE 1

Noções básicas

1
Manual de seu batismo de fogo

Tenho uma ótima notícia! Você faz parte de uma nova geração de mulheres. Vivemos em uma época sem precedentes, em que as mulheres permanecem em forma e têm saúde por muito mais tempo. Nunca antes na história da humanidade envelhecemos de um jeito tão lindo. Porém, quando se trata de menopausa, ainda seguimos o mesmo padrão de 150 anos atrás, quando seus sintomas não tinham tanta importância. Afinal, as pessoas alcançavam o auge de sua saúde física muito antes dos 45 anos – e não raro morriam aos 50. Mas ainda no pós-guerra e até a década de 1980, as mulheres de 50 anos eram vistas como velhas e as de 60 eram consideradas idosas. E os sintomas da menopausa eram ofuscados pelas doenças relacionadas à idade avançada ou silenciados pela mentalidade da época, que não permitia discussões abertas sobre o assunto.

Hoje as mulheres de meia-idade têm muitas responsabilidades e são a base de muitas comunidades, o que não impede que as mudanças hormonais se aproximem sorrateiramente, obedecendo à antiga programação da evolução. Algumas dessas mudanças são silenciosas, sutis e misteriosas, já outras nos dão uma rasteira de repente e deixam nossa vida de pernas para o ar. E ainda que biologicamente sejamos muito mais jovens que nossas mães e nossas avós eram quando tinham a nossa idade – e que façamos coisas que elas nunca teriam feito, como usar tênis All Star e ir a shows de rock –, a visão médica da menopausa ainda está presa nos anos 1980. Em outras palavras, nós nos modernizamos, mas a medicina ficou para trás.

Além disso, nos falta um modelo abrangente para instruir as mulheres a partir dos 40 anos. As abordagens atuais em relação à menopausa estão no mesmo nível em que se discutia a menstruação nos anos 1950: aos sussurros e a portas fechadas. Embora hoje o costume seja nos sentar para falar com nossa filha quando ela chega à puberdade, explicando tudo, tintim por tintim, ninguém vem conversar com a gente sobre a grande transformação hormonal pela qual passamos na meia-idade. Não há uma mulher mais velha e sábia que nos prepare para a menopausa, nem um diálogo aberto iniciado pelo ginecologista. Em vez disso, somos praticamente abandonadas à própria sorte em uma terra desconhecida. As informações disponíveis aqui e acolá são esparsas e evocam apenas perda e despedida. É só desconforto, dor e depressão. Ainda por cima, essas informações tratam a menopausa como mais uma praga feminina, como as cólicas menstruais e a TPM, algo que temos simplesmente que tolerar, de preferência sem reclamações, porque todas as possíveis soluções são insatisfatórias, já que foi assim que a natureza determinou.

Escrevo estas linhas para lhe dizer que não precisa ser assim. Você não tem que se render ao plano da natureza e se sentir cada vez pior e mais fraca. Já passou muito da hora de a menopausa receber uma atualização. Por isso tenho outro plano para você, um bem melhor. Existe uma alternativa para você se sentir bem – não apenas livre de sintomas, mas realmente em forma e bem de verdade. E o melhor é que é muito mais fácil alcançar esse bem-estar do que se arrastar pelos dias, meses e anos por causa de deficiências hormonais. A longo prazo, você ainda terá muito mais saúde. Como veremos em detalhes, a deficiência hormonal é uma das principais causas das doenças da terceira idade que podem nos impedir de dançar loucamente no casamento dos nossos filhos ou de flertar com o garçom na nossa viagem de férias.

Mas já na casa dos 40, muitos sintomas inexplicáveis são consequência direta da deficiência hormonal. Depressão e outros transtornos de saúde mental, problemas articulares, arritmias cardíacas, doenças neurológicas, problemas de pele peculiares e muitas outras questões só se manifestam na menopausa e não raro surgem como um único sintoma.

Diversas mulheres que se dizem assintomáticas durante a transição hormonal por não enfrentarem ondas de calor apresentam outros sintomas – e ninguém imagina que a deficiência de hormônios femininos esteja por trás disso.

É BOM SABER!

Para essa próxima fase da sua vida, você precisa de um plano concreto e personalizado que seja compreensível e que funcione! Se fizer tudo direitinho, seu eu de 60 anos ficará muito grato ao seu eu atual.

A falta de conhecimento não se limita de forma alguma a quem não é médico nem trabalha na área da saúde. A menopausa mal é mencionada na faculdade de medicina, e mesmo ginecologistas quase não aprendem nada sobre o assunto durante sua formação. Quando eu ainda estava com 30 e poucos anos e era médica-residente, acreditava que os sintomas da menopausa começavam com a última menstruação. Além disso, achava que os níveis hormonais começavam a cair por volta dos 50 anos e que , depois disso, era ladeira abaixo. Atualmente sei que nosso equilíbrio hormonal já começa a sofrer alterações quando nos aproximamos dos 40 anos e que isso causa mudanças discretas no nosso estado emocional. Chamamos esse processo geralmente gradual de **pré-menopausa**, e ele costuma passar naturalmente à chamada **perimenopausa**. Esse período relativamente longo caracteriza os anos anteriores *e* posteriores à última menstruação. Nesse sentido, a **menopausa** é apenas a descrição de alguns dias, os dias da última menstruação.

Muitas mulheres não sabem por que se sentem mal na pré-menopausa e na perimenopausa. E principalmente quando têm menos de 40 anos, pode ser um desafio encontrar alguém que lhes dê ouvidos. Como desejo lhe oferecer conhecimentos sólidos, querida leitora, hoje daremos o primeiro passo e aprenderemos tudo sobre nossos hormônios femininos. Essas são as noções básicas, a chave e as ferramentas de que você precisa para entender como funcionamos em todos os aspectos possíveis. A maioria de nossos órgãos é influenciada pelos hormônios femininos, e muitas questões emocionais e psíquicas também estão diretamente associadas a eles. Quem tem meninas adolescentes em casa sabe como os hormônios podem transformar uma pessoa. Quem já esteve grávida conhece a segunda forma da mudança hormonal, que pode nos atingir com força. E igualmente impressionante é a terceira forma de transformação hormonal na vida de uma mulher: as mudanças físicas, mentais e emocionais da menopausa.

É BOM SABER!

A **pré-menopausa** costuma começar entre os 38 e os 44 anos, com mudanças discretas nos níveis hormonais.

Ela logo passa à **perimenopausa** – que são os verdadeiros anos daquilo a que o senso comum se refere como menopausa. Essa fase se estende por um a dois anos após o último sangramento da menstruação, que é a **menopausa propriamente dita**. Sim, menopausa é o termo usado para chamar a última menstruação quando não houver mais sangramento durante os doze meses seguintes!

Depois a perimenopausa passa à **pós-menopausa**.

O processo completo, que representa a transição do período reprodutivo para o não reprodutivo, é chamado de climatério.

Para entender a menopausa e fazer as pazes com ela, é crucial se familiarizar com os hormônios femininos. No entanto, poucas de nós têm esse conhecimento. Os hormônios de forma geral – e sobretudo os femininos – têm a reputação de ser temperamentais, complicados e incompreensíveis. Isso vai mudar hoje! Cada hormônio é mais que uma mera molécula, tem funções específicas e seu próprio perfil – na verdade, cada um tem uma personalidade única. E como toda personalidade precisa de um rosto, a cidade dos sonhos virá para nos socorrer. Hollywood, aí vamos nós!

A Hollywood dos hormônios

Entre os hormônios humanos, três damas são as protagonistas em todas as fêmeas do mundo. Elas são responsáveis por nossas curvas, nosso ciclo e por desejarmos um homem ou preferirmos silenciá-lo no WhatsApp. Por favor, levantem as cortinas para nossas estrelas: o estrogênio, a progesterona e a testosterona!

Cada uma delas tem seus pontos fortes e fracos, e quando estão bem ajustadas e cooperam entre si, tudo funciona como mágica. Para fazermos jus às particularidades de cada uma dessas damas, lhes daremos um rosto recorrendo a um grande sucesso de Hollywood dos anos 2000: *As panteras*. No filme, Cameron Diaz, Lucy Liu e Drew Barrymore são detetives que combatem criminosos com inteligência, kung fu e roupas descoladas – e ao mesmo tempo ainda procuram o homem perfeito.

EM NOSSA ANALOGIA, o estrogênio é Drew Barrymore. No filme, ela é a personagem mais curvilínea e romântica, que acha todos os bad boys gatinhos. É sonhadora, meiga e, entre as três, a que mais se deixa levar pelo coração. O estrogênio é o hormônio da feminilidade por excelência, o hormônio das curvas, do romance, dos tangos numa noite de verão e do drama. Drew está sempre cantarolando baladas românticas, ama músicas como "My Heart Will Go On", de Céline Dion, e derrete nosso coração com "Perfect", de Ed Sheeran. É a padroeira de todas as modelos plus-size e embaixadora secreta das marcas de lingerie.

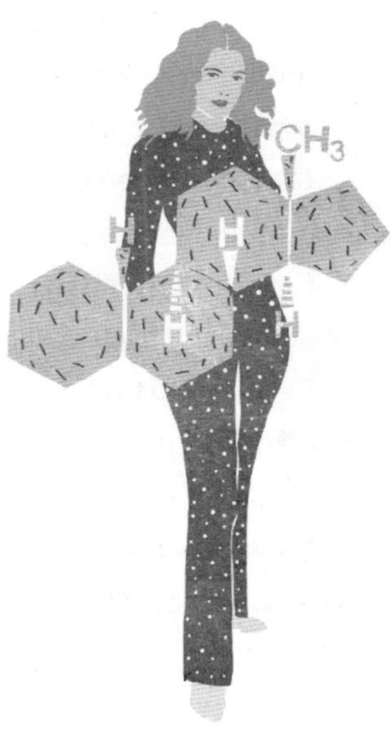

O estrogênio é o responsável por alguns dos aspectos emocionais e psicológicos que consideramos "tipicamente femininos": a necessidade de cuidar de todo mundo, a busca da beleza e o desejo de formar uma família. Temos que agradar todo mundo – sobretudo quando estamos na casa dos 20 aos 30 anos –, da nossa sogra à nossa chefe. É provável que coisas curiosas como a obsessão por sapatos ou a mania de sempre ir ao banheiro acompanhada de uma amiga tenham a ver com o estrogênio. Mas infelizmente o estrogênio também é responsável por outras características que podem se infiltrar em nosso cérebro, como a tendência de fazermos comparações constantes com os outros e de sempre questionarmos se somos bonitas/inteligentes/boas o suficiente, assim como o hábito tolo de dar muita importância à opinião dos outros. Em algum momento da vida adulta desenvolvemos ferramentas para contrabalançar tudo isso, mas a puberdade não é nada fácil, com as transformações físicas que afetam profundamente nossa autoconfiança e o aumento nos níveis de estrogênio.

SEÇÃO DOS NERDS

Na verdade, os estrogênios são um termo genérico para algumas substâncias da família do estrogênio:

1. Estradiol (também chamado de 17-beta-estradiol, ou simplesmente E2): É o estrogênio mais ativo, produzido pelos ovários, e o principal componente da reposição hormonal bioidêntica – tratamento que utiliza hormônios com a mesma estrutura química e molecular que os produzidos pelo corpo humano.
2. Estrona: Um tipo de estrogênio produzido principalmente pelo tecido adiposo na pós-menopausa e mais fraco que o estradiol.
3. Estriol: É o tipo mais fraco de estrogênio, produzido pela placenta e frequentemente encontrado na forma de cremes vaginais.

Todos os três são estrogênios – assim como Fuji, Granny Smith e Gala são tipos de maçã.

O estrogênio exerce um papel fundamental na reprodução e deixa o revestimento do útero mais espesso para receber o óvulo fertilizado. Além disso, é responsável pelo desenvolvimento não só das curvas femininas mas também da pele rosada e viçosa, de seios fartos, articulações flexíveis, uma vagina lubrificada, um controle adequado do esfíncter uretral e ossos estáveis. Os estrogênios afetam praticamente todos os órgãos e células do nosso corpo. Nossa mente funciona melhor sob a influência desse hormônio, e temos mais energia com ele do que sem ele. O estrogênio é nosso combustível e temos receptores dele pelo corpo todo. O papel que ele desempenha é muito maior do que acreditamos durante um bom tempo, sendo importante para a saúde dos vasos sanguíneos, do coração, do cérebro, das articulações, dos seios, da pele e dos ossos.

É BOM SABER!

As funções do estrogênio são:

- Retenção de água no corpo em geral, mas especialmente nos seios, nas mãos e nos pés
- Preparação da membrana mucosa do útero – o endométrio – na primeira parte do ciclo menstrual
- Curvas femininas
- Desenvolvimento dos seios
- Hormônio "provedor"
- Lubrificação e saúde da vagina
- Apoio à flora vaginal
- Formação de colágeno na pele e no tecido conjuntivo
- Emotividade, drama, estado emocional
- Proteção contra aterosclerose
- Proteção do cérebro
- Ossos fortes

Para compensar os efeitos do estrogênio na preparação do endométrio, na retenção de água e nas oscilações de humor, temos outro hormônio, a progesterona. Em nossa analogia com o filme *As panteras*, a progesterona é representada por Cameron Diaz, a pantera esportiva, esbelta e descontraída. Ela gosta de dançar a noite toda na boate ou em casa, vestida apenas com a cueca do Homem-Aranha. Ela surfa, tem um corpo atlético e é simplesmente descontraída: uma típica garota californiana.

A progesterona é produzida na segunda metade do ciclo, após a ovulação. Ela prepara a "sala de estar" na cavidade uterina para a implantação de um óvulo fertilizado. Também drena a água do corpo, aliviando os seios, que ficam doloridos antes do período menstrual, e se liga aos chamados receptores GABA no cérebro para nos relaxar e nos brindar com um sono profundo e reparador.

A progesterona nos ajuda a levar as coisas na esportiva quando alguém nos aborrece, e às vezes nos oferece aquela tão necessária serenidade para o dia a dia. Contudo, se os níveis de progesterona estiverem altos demais, a tranquilidade pode se transformar em isolamento social e ruminação excessiva. O equilíbrio é a chave, mas falaremos sobre isso mais adiante.

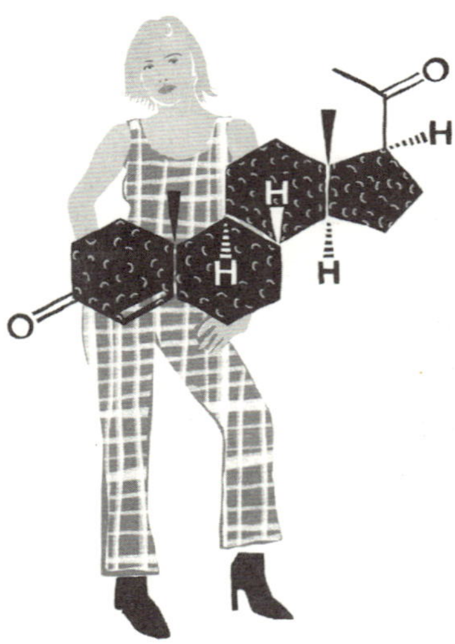

É BOM SABER!

As funções da progesterona são:

- Preparação do endométrio – a mucosa do útero – na segunda metade do ciclo com vascularização e nutrientes para receber um possível embrião
- Ativação dos receptores GABA, que são pontos de ancoragem no cérebro, para relaxar o sistema nervoso
- Drenagem do corpo
- Relaxamento das glândulas mamárias

Nosso terceiro hormônio da gangue é a testosterona. Mas com certeza você estará pensando: "Ué, esse não é o hormônio masculino anabólico, no estilo Arnold Schwarzenegger?" Sim, também. Mas assim como os homens têm pequenas quantidades de estrogênio e progesterona, as mulheres também têm testosterona – claro que em menor quantidade que os homens. Ainda assim, para as mulheres esse é um hormônio com frequência ignorado e subestimado. Em nossa analogia, nosso avatar não é o Schwarzenegger, mas a terceira pantera da equipe, Lucy Liu. Com seus macacões pretos de couro e seus cabelos perfeitos e brilhantes, é a definição de sexy descolada no filme. Estudou em Harvard, é mestra de xadrez e kung fu e especialista em desarmar explosivos. Sabe manter a calma, geralmente elabora os planos e parte para cima dos adversários sem dó nem piedade quando necessário. Das três, é a que menos cai na conversinha dos homens.

Nosso hormônio Lucy Liu, vulgo testosterona, é produzido nos ovários, mas também no córtex adrenal (um fato que terá importância mais adiante). A testosterona é produzida juntamente com o estrogênio e oscila no ciclo de acordo com as flutuações do estrogênio, embora com menor intensidade. Ela ajuda a desenvolver os músculos e a melhorar a taxa metabólica basal, ou seja, o metabolismo: com o seu auxílio, as moléculas de açúcar são queimadas com maior facilidade e o ganho de peso não é tão fácil. Em nós, mulheres, a testosterona é responsável pela energia, por um corpo atlético, determinação, perseverança – e pela libido. Como oscila com o estrogênio e, consequentemente, aumenta perto da ovulação, a testosterona ajuda a despertar um fogo dentro de nós, fazendo com que nos sintamos sensuais no período da ovulação. Além disso, nessa mesma época, ficamos mais sociáveis, gostamos de sair, tendemos a achar as pessoas mais interessantes do que de costume e somos mais impactadas por um homem bonito ou um cheiro sexy.

É BOM SABER!

As funções da testosterona são:

- Desenvolvimento muscular
- Libido
- Uma cabeça fria
- Vigor

Curiosamente, costumamos achar o sorriso do parceiro mais atraente durante a ovulação do que no fim do ciclo. Pesquisadores descobriram que tendemos a achar o sorriso do parceiro mais irritante pouco antes do período menstrual, ainda que o tenhamos julgado adorável por volta do meio do ciclo. Ou seja, quando temos testosterona suficiente, nos sentimos bem, ficamos alertas e não nos opomos a um exercício debaixo das cobertas com nosso amado. O efeito mais interessante da testosterona durante a menopausa é na nossa psique – mas falaremos mais sobre isso depois.

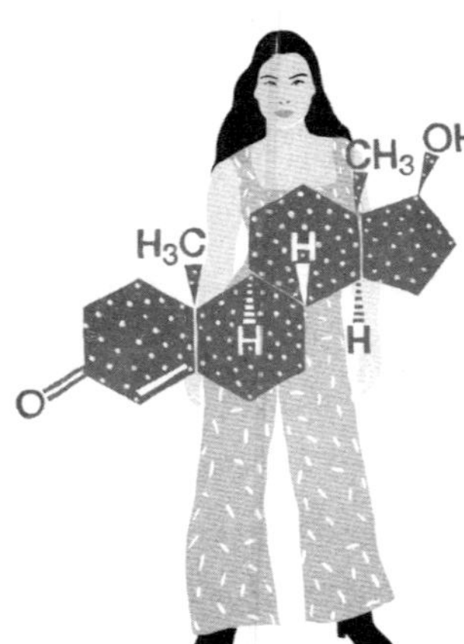

BOX DE RESUMO

- Nossos hormônios mais importantes são o estrogênio, a progesterona e a testosterona.
- O estrogênio é responsável por construirmos nosso ninho, pelo romantismo e pelas curvas femininas, sendo o "hormônio provedor" por excelência.
- A progesterona é importante para o relaxamento, para a drenagem e para boas noites de sono.
- A testosterona tem um papel importante no desenvolvimento muscular, na determinação e na libido.

O ciclo feminino – noções básicas

São muitos os sentimentos e as emoções durante a menopausa. Experimentamos felicidade, tristeza, raiva; nos sentimos sexy, nada sexy, exaustas ou cheias de energia. Para entendermos por que sentimos tanta coisa na perimenopausa, é crucial conhecermos a interação entre nossos hormônios em um "ciclo modelo" típico, assim como seus efeitos físicos e emocionais. Por isso começaremos com uma noção básica do ciclo, já que quase todos os problemas e sintomas podem ser compreendidos a partir dela.

Já conhecemos nossas três panteras, as protagonistas do ciclo, com seus pontos fortes e fracos e seus hobbies. Só que as três panteras não agem por conta própria nem em nosso corpo nem no filme, porque têm uma equipe que lhes dá apoio e as lidera – a dupla John Bosley e Charlie. Ilustraremos os papéis dos dois, começando por Charlie, o homem que nunca vemos e cuja aparência permanece secreta. No filme, ele é o chefe e só se comunica com as panteras por telefone em viva-voz. A única pessoa que já o viu ao vivo é John Bosley, o simpático e por vezes desajeitado secretário. Em nossa história, os dois são os líderes, os

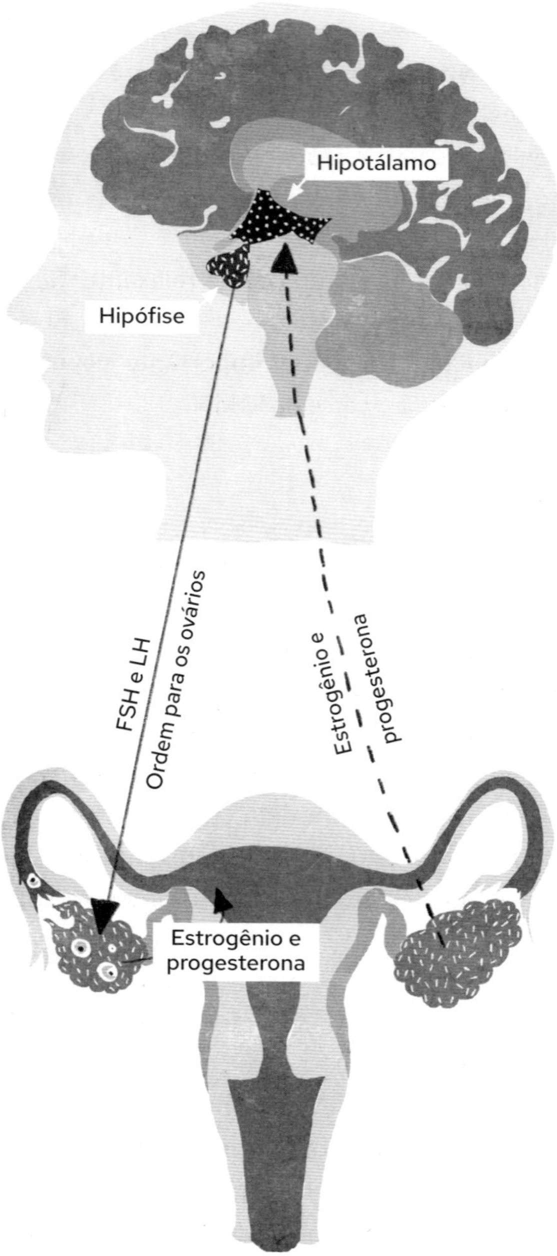
Hipotálamo
Hipófise
FSH e LH
Ordem para os ovários
Estrogênio e
progesterona
Estrogênio e
progesterona

pontos de controle no cérebro: dois órgãos com os nomes pomposos de hipotálamo e hipófise.

Em nossa analogia, Charlie é o hipotálamo e dá as ordens à hipófise, John Bosley, quando percebe a necessidade de aumentar os níveis de algum hormônio. Bosley também monitora os níveis hormonais no sangue e responde à mensagem de Charlie quando alguns níveis caem demais. Depois Bosley manda para a corrente sanguínea mensagens na forma de hormônios. Na primeira metade do ciclo, o hormônio folículo-estimulante – ou simplesmente FSH – e, na segunda metade do ciclo, o hormônio luteinizante, mais conhecido pela abreviação LH. Nossas panteras estrogênio, progesterona ou testosterona vão subindo de forma alternada até a hipófise e o hipotálamo ficarem perfeitamente satisfeitos, e então Charlie e Bosley voltam a ficar menos ativos. Isso é chamado de ciclo de feedback hormonal e é semelhante ao controle de temperatura automático do carro, que interrompe a refrigeração quando a temperatura desejada é alcançada.

Na primeira metade do ciclo, Bosley envia ordens para os ovários pela corrente sanguínea, exigindo a produção de estrogênio nas células do chamado folículo ovariano. Um folículo é uma espécie de "plástico filme" que envolve cada óvulo, à espera de seu grande dia, embaladinho. Os óvulos não estão sempre prontos e a postos. Muitos candidatos são preparados antes e se apresentam para a seleção – em termos técnicos, isso é chamado de maturação folicular, porque o óvulo amadurece nesse pequeno invólucro que denominamos folículo. A maturação de um folículo demora aproximadamente 100 dias, ou seja, cada folículo amadurece um pouquinho mais a cada ciclo, na esperança de alcançar qualidade suficiente para ser chamado de volta no mês seguinte.

O folículo cresce cada vez mais e parece um pequeno cisto quando visto no ultrassom (por isso a maioria dos cistos não é motivo de preocupação, mas simplesmente um sinal de que o ovário está trabalhando – só a título de curiosidade). Além disso, o hormônio-comandante FSH também faz o ovário produzir testosterona – e o estrogênio é formado a partir da testosterona (algo que se torna perceptível mais tarde, na menopausa).

O estrogênio, vulgo Drew Barrymore, sendo o hormônio mais robusto, faz com que o endométrio fique mais espesso, camada por camada, para que o óvulo fertilizado possa cair em um local suave e macio. Como ele é dominante na primeira metade do ciclo e a progesterona ainda não subiu ao palco, o estrogênio tem esse tempo para si e entrega um desempenho à altura. Psicologicamente, muitas mulheres se sentem melhor do que nunca logo após a menstruação: não têm mais TPM, ruminações excessivas, cólicas nem enxaquecas. O humor melhora, elas voltam a ter vontade de sair para ver gente e têm mais energia. Muitas mulheres que sofrem com uma TPM forte me dizem que a semana após o período menstrual é a única em que se sentem normais.

Quando um óvulo de alta qualidade ganha a corrida, tudo corre como planejado. O óvulo é liberado mais ou menos na metade do ciclo – mas isso pode variar muito de acordo com a duração do ciclo menstrual. Algumas mulheres com um ciclo mais curto, por exemplo, ovulam uma semana após o início da menstruação, enquanto outras ovulam duas ou três semanas depois.

Após a ovulação, o invólucro – ou folículo – rompido permanece no ovário, como um balão estourado. Como a Mãe-Natureza é uma verdadeira mestra cheia de talentos, o invólucro logo recebe uma segunda missão importantíssima depois da primeira: a produção de progesterona, que só ocorre na segunda metade do ciclo. É uma invenção impressionante da natureza. Em um piscar de olhos, o invólucro rompido forma um novo órgão de aproximadamente um centímetro, uma nova glândula que produz hormônios e se chama corpo-lúteo. O corpo-lúteo responde então às ordens de Charlie e Bosley e produz progesterona. (Que bacana, Mãe-Natureza! Isso é que é reciclagem!)

Quando é produzida em quantidade suficiente, a progesterona tem a função de preparar o endométrio para receber um óvulo fertilizado. O estrogênio para de acrescentar células ao endométrio e é a progesterona que ganha o centro das atenções, diminuindo o efeito do estrogênio. Agora a vascularização aumenta e nutrientes são levados para o endométrio e colocados à sua disposição.

Os níveis de progesterona e de estrogênio começam a baixar na segunda metade do ciclo. O corpo-lúteo vai diminuindo de tamanho, se despede e desaparece do palco – seu trabalho terminou, e nosso órgão que apareceu de repente desaparece com a mesma rapidez com que surgiu. E quando os níveis de progesterona se tornam inferiores aos de estrogênio, vem a menstruação. Tudo que estava posto à mesa para receber o convidado que não veio é levado embora com o sangramento – e nosso ciclo menstrual recomeça.

BOX DE RESUMO

- A primeira metade do ciclo começa com a menstruação. Até a ovulação, que ocorre na metade do ciclo, o estrogênio domina a cena e faz com que o endométrio fique mais espesso, camada por camada.
- Após a ovulação, o invólucro rompido do óvulo se transforma no corpo-lúteo, que produz progesterona.
- A progesterona freia o efeito do estrogênio no endométrio e enche a "geladeira", preparando-se para receber óvulo fertilizado.
- A progesterona só é produzida em níveis suficientes após a conclusão da ovulação.
- Sem ovulação = sem corpo-lúteo = sem progesterona!

TRÊS FATOS SURPREENDENTES SOBRE A PERIMENOPAUSA

1.

A perimenopausa começa enquanto você ainda menstrua regularmente, e pode durar até cerca de dez anos.

2.

Geralmente a perimenopausa só se torna perceptível por causa de sintomas que não têm nada a ver com os órgãos femininos, como dor de cabeça, depressão ou dores articulares.

3.

A perimenopausa não é ensinada na faculdade de medicina nem na residência médica!

PARTE 2

As transformações na segunda metade da vida

2
A pré-menopausa

Vamos recapitular: em cada ciclo menstrual, um óvulo dentre muitos é coroado o vencedor e é liberado pelo ovário durante a ovulação. O invólucro onde ele amadureceu se converte em corpo-lúteo e começa a produzir progesterona, nosso hormônio da descontração, para preparar o endométrio. Os melhores óvulos são recrutados e dão um salto elegante, saindo do ovário, o que leva a produção de progesterona ao nível ideal na segunda metade do ciclo.

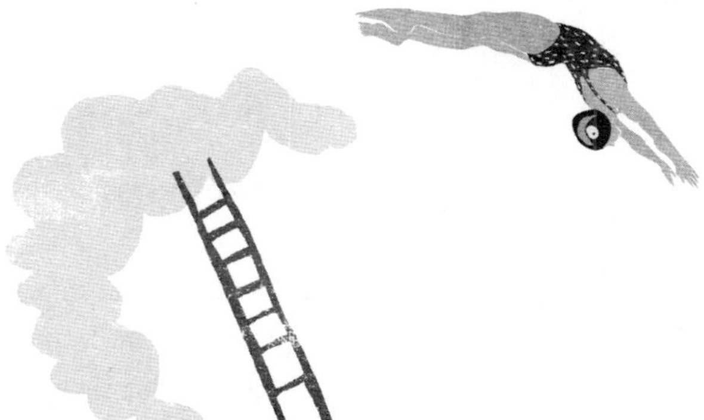

Mas a verdade é que viemos ao mundo com um número determinado de óvulos e não produzimos mais nenhum ao longo da vida. Esses óvulos podem até ter uma vida útil significativamente mais longa que a dos ovos de uma galinha, por exemplo, mas em algum momento seus melhores anos também ficam para trás. Traduzindo, isso significa que a partir dos 30 e poucos anos de vez em quando temos ciclos que não correm exatamente sem sobressaltos. Um óvulo que tenha passado de sua era de ouro não tem um desempenho ideal durante a ovulação. Essa fase é chamada de pré-menopausa. Ela pode se manifestar com sintomas leves, mas também passar de forma relativamente despercebida. Falar em pré-menopausa é um pouco assustador, sobretudo para mulheres que ainda desejam ter filhos, mas quero deixar claro que nossos hormônios não descambam e enlouquecem de um dia para o outro. Há sinais sutis, pequenos prenúncios e ainda fases preliminares e discretas que antecedem esses prenúncios.

A pré-menopausa pode durar de cinco a dez anos e passar imperceptivelmente à perimenopausa.

É BOM SABER!

A partir dos 30 e muitos anos, o ciclo menstrual costuma passar por mudanças sutis que podem se alternar com períodos "normais". Essa fase é chamada de **pré-menopausa**.

Sintomas da pré-menopausa

Quando estamos nos aproximando dos 40 anos, começamos a ter uma ovulação incompleta de vez em quando. Até aí, tudo bem. Além disso – lembre-se –, um folículo demora 100 dias para amadurecer. Se tivermos passado por muito estresse durante esse tempo – seja físico, emocional ou mental –, a forma como o óvulo amadurece e a qualidade do folículo são afetadas. E isso determina se o folículo pode ser facilmente estimulado ou não. Quando o óvulo é de qualidade mediana, o corpo-lúteo criado também costuma ser mais fraco e ter um desempenho insatisfatório na segunda metade do ciclo. Isso faz com que os níveis de progesterona, nosso hormônio da descontração – nossa Cameron Diaz

–, sejam mais baixos, e a consequência é que nosso estado emocional varia. Às vezes o óvulo nem se mexe e a ovulação não chega a acontecer.

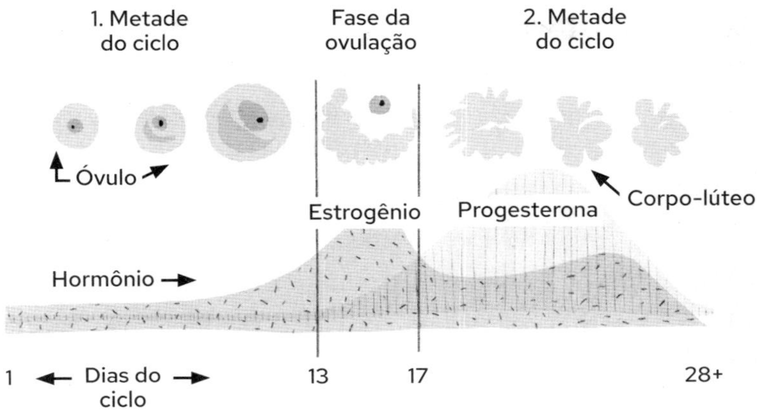

Sangramentos na pré-menopausa

Esses óvulos que não são liberados fazem com que nenhum invólucro seja rompido, já que não houve ovulação. Consequentemente, não há corpo-lúteo, progesterona nem menstruação propriamente dita. Ou ela não desce ou vem mais tarde, muitas vezes com grande intensidade, porque o estrogênio simplesmente continuou a ser produzido e o endométrio continuou a se espessar. Quando o efeito do estrogênio não é freado pela progesterona no útero, ele continua trabalhando e construindo mais células, camada por camada. Algum tempo depois, elas podem ser eliminadas com um sangramento mais intenso, após 45 dias em vez de 28, por exemplo. Ou ocorre um sangramento menstrual de intensidade "normal" após 28 dias, em que metade do endométrio é eliminado primeiro, e o resto, após 14 dias.

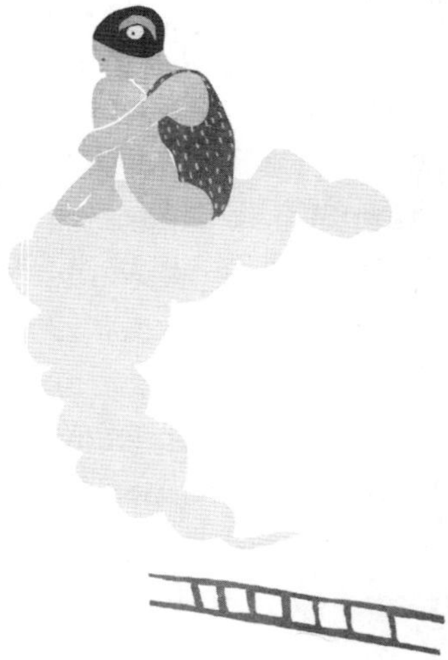

CAÇADORES DE MITOS

A ligadura de trompas, também conhecida como laqueadura tubária, não faz com que a mulher entre na menopausa antecipadamente!

Esses ciclos irregulares podem começar a aparecer de vez em quando, com mais frequência após os 40 anos. Mas mesmo quando os ciclos são pontuais como um reloginho, pode ser que uma ou outra ovulação no ano seja insatisfatória, levando a níveis medianos ou deficientes de progesterona e causando sintomas que você não conhece.

A gravidez após os 35 anos

A principal razão pela qual é mais difícil engravidar aos 30 e poucos anos do que aos 20 e poucos é a diminuição gradual da qualidade dos óvulos. Se aos 21 qualquer deslize na prevenção leva a uma gestação, as mulheres de 30 e poucos anos que querem engravidar precisam observar o ciclo e medir a temperatura. E, mesmo com a ovulação comprovada, nem toda tentativa dá certo. Se você começar a entrar em pânico ao ler estas linhas porque ainda deseja engravidar, não se preocupe! Isso não significa que não vai conseguir, mas apenas que *poderia* ser um pouco mais difícil. Muitas de minhas pacientes engravidaram sem dificuldade com quase 40 anos ou um pouco mais e tiveram uma verdadeira gravidez dos sonhos, sem complicação alguma! Eu mesma tive meus filhos sem dificuldade aos 36, 39 e 46 anos. Ainda assim, aconselho as mulheres que queiram engravidar a não procrastinarem muito. Uma vez tomada a decisão, pode demorar até um ano para a gravidez acontecer, e o tempo não está a nosso favor. Para evitar se sentir sob pressão e entrar em pânico, eu não esperaria mais de nove meses antes de procurar um médico para examinar os dois – eu e meu parceiro! (Breve nota de rodapé: Quase 90 por cento dos tratamentos de fertilidade nos últimos anos diagnosticaram um problema no esperma, não na fertilidade da mulher!)

É BOM SABER!

Deseja ter filhos após os 35 anos? Você não é velha demais! Não se deixe levar por esse pensamento. Se quiser ter uma ideia mais precisa da situação, você pode pedir ao médico que solicite um exame do hormônio anti-mulleriano, que avalia a reserva ovariana, ou seja, quanto os ovários ainda podem ser estimulados por hormônios e quantos folículos ovarianos existem à disposição. A princípio, o valor pode ser determinado a qualquer momento do ciclo. A melhor coisa a fazer é perguntar ao seu médico.

As irmãs más: SPM e TDPM

Mesmo quem não deseja ter filhos começa a perceber a partir dos 35 anos que algo está mudando silenciosamente. A síndrome pré-menstrual (SPM) – também conhecida como TPM, ou tensão pré-menstrual – pode ocorrer pela primeira vez ou os sintomas existentes podem se agravar. A mulher fica mais impaciente com tudo, e os filhos e o marido já começam a imaginar que ela vai ficar menstruada em breve, porque perto do fim do ciclo tudo a tira do sério mais do que de costume. A mulher fica altamente sensível, explode por qualquer coisinha sem importância ou tem crises de choro. E quando essa sensação de intolerância consigo mesma e com tudo à sua volta dura alguns dias e se repete todo mês, não há dúvida de que a situação é desgastante.

A responsável por isso é a progesterona, que já não é produzida de forma eficaz ou deixa de ser produzida em alguns ciclos, e isso pode ser percebido com nitidez. A produção varia de ciclo para ciclo, então você pode ter fases em que se sente melhor ou pior. E ainda há as particularidades de cada pessoa. O cérebro de algumas mulheres é mais sensível às oscilações da progesterona que o de outras. Algumas têm uma SPM digna de filme de terror e passam uma semana inteira sem se reconhecerem, pensando em fazer as malas e deixar tudo para trás. Estima-se que 30 a 40 por cento das mulheres sofrem da SPM, e três a quatro por cento delas têm uma variante mais grave, o chamado transtorno disfórico pré-menstrual (TDPM), que corresponde a um verdadeiro estado de emergência comportamental e precisa ser tratado com antidepressivos.

Por mais desgastante que seja, a SPM também pode ser um pedido de socorro silencioso, um apelo para você olhar debaixo do tapete e ver tudo que se acumulou ali. Ela revela problemas e conflitos mal resolvidos nos últimos meses e semanas, situações nas quais você fez concessões e engoliu sapos. Se vem negligenciando suas necessidades, chegou a hora de olhar para elas e lhes dar atenção. Não cuidar bem de si, sempre se oferecer para substituir alguém no trabalho, viver revirando os olhos com as promessas não cumpridas da família – tudo isso favorece a SPM e não deve ser ridicularizado ou descartado como mimimi nem pelas pessoas que estão à nossa volta nem por nós mesmas.

Possíveis efeitos colaterais da SPM – que também são sinais da pré-menopausa – são pequenos sangramentos antes do fluxo menstrual em si e inchaço nas articulações. Uma maior sensibilidade dos seios e uma pior qualidade do sono também são indicações típicas – quando a progesterona, nossa Cameron Diaz, nos deixa na mão, sua falta é sentida em muitos lugares.

Com a chegada da menstruação, a SPM pode ficar mais branda e ir melhorando ao longo dos dias. Normalmente, as pacientes dizem que se sentem em seu melhor estado emocional na primeira semana após a menstruação e que a situação vai se deteriorando a partir da metade do ciclo.

Mas o estado emocional e a fertilidade não são os únicos aspectos que sofrem mudanças discretas à medida que nos aproximamos dos 40 anos. Engordamos com mais facilidade e descobrimos as primeiras ruguinhas no rosto. A princípio, essas são questões estéticas sem importância – não precisamos ter a aparência de 21 anos para sempre. Quando temos um estilo de vida saudável, os 40 realmente não passam de um número. Contudo, o início da deficiência de progesterona, ainda que esporádica, geralmente significa mais estresse – mau humor, brigas com as pessoas à nossa volta e menos paciência com os berros das crianças.

Isso tudo eleva os níveis de cortisol. Num capítulo mais adiante veremos tudo que esse hormônio faz em nosso corpo, mas já digo o seguinte: em moderação, o cortisol é importante, mas doses altas dele o transformam num hater, num troll que bombardeia sua conta com comentários tóxicos e prejudicam o efeito dos outros hormônios.

Mais adiante veremos por que isso acontece e como esse troll consegue essa proeza. Mas o que você deve entender neste momento é a enorme importância de cuidar da sua saúde desde agora, de reavaliar seus hábitos alimentares e verificar se você está fazendo exercícios físicos suficientes para manter sob controle o troll do cortisol. Isso também é essencial, porque a pré-menopausa costuma desaguar imperceptivelmente na próxima fase de sua vida, a perimenopausa. E agora, querida leitora, as coisas vão esquentar de verdade.

BOX DE RESUMO

A partir dos 35 anos, a ovulação às vezes fica incompleta, porque alguns óvulos chegam lentamente à sua data de validade. Isso leva a uma pequena deficiência de progesterona que se manifesta em fases e apresenta vários sintomas:

- Mau humor, SPM, pequenos sangramentos, inchaço nas articulações, seios doloridos e ciclos irregulares
- A partir dos 35 anos, fica mais difícil engravidar
- Ganho de peso
- Pior qualidade de sono

Então a pré-menopausa passa à perimenopausa.

3
A perimenopausa

Quando Oprah Winfrey estava com 48 anos, começou a sofrer de arritmia cardíaca. Oprah, que naquela época já era celebrada como a rainha dos Estados Unidos, naturalmente tinha acesso aos melhores médicos do país – e nenhum dos nobres cardiologistas conseguia dizer o que ela tinha. Fizeram vários exames, não pouparam despesas e esforços, mas os sintomas permaneceram um mistério. Em algum momento, ela mencionou a arritmia cardíaca para o personal trainer, e ele perguntou a ela se não poderia ser um indício da menopausa. "Menopausa? Eu? Não, não pode ser! Ainda menstruo regularmente", foi o que Oprah respondeu.

Mas ela ainda assim ficou com aquilo na cabeça e tornou a falar com o cardiologista. Ele brincou e disse que se realmente fosse o caso, não poderia ajudá-la, porque não entendia absolutamente nada do assunto. Então Oprah encontrou o livro de minha colega Dra. Christiane Northrup, uma ginecologista que, nos anos 1990, fez um trabalho pioneiro de esclarecimento sobre a menopausa, que até então não havia sido abordada por ninguém com tanta profundidade. Oprah consultou-se e começou um tratamento com ela. Cinco dias depois, os sintomas tinham desaparecido.

Essa história nos ensina duas coisas. Em primeiro lugar, que a maioria dos médicos não entende nada de menopausa. E mesmo que você se chame Oprah Winfrey, ainda assim não será levada a sério. Em segundo lugar, que é possível menstruar regularmente depois dos 45 anos, apesar das mudanças hormonais que inicialmente só são percebidas porque afetam outros órgãos. Na verdade, perimenopausa é o termo médico correto para o que costumamos chamar popularmente de menopausa. Ela se desenvolve muito gradualmente a partir da pré-menopausa e abrange o período de três a dez anos (!) em que os níveis hormonais da mulher podem oscilar. Ou seja, não é como eu achava antigamente. A mulher não para de ficar menstruada de repente aos 50 anos e é lançada de uma espécie de penhasco, caindo no deserto hormonal. Pelo contrário, há uma longa fase de instabilidade no funcionamento dos ovários, que vão "se aposentando" aos poucos. Os hormônios também não falham todos de uma vez. Os níveis de cada um vão baixando gradativamente. Os valores nunca chegam a zero, mas se reduzem bastante com o tempo e chegam a níveis mínimos.

É BOM SABER!

Durante a perimenopausa a menstruação pode ocorrer normalmente! Se você tem mais de 40 anos e está com sintomas misteriosos, mas continua menstruando regularmente, isso pode ser um indício da perimenopausa.

Durante muito tempo, essa fase da vida foi ignorada pela medicina e mantida longe da discussão pública, talvez porque o papel da mulher fosse bem diferente, e sua expectativa de vida, bem menor. Isso fez com que não houvesse um vocabulário amplo para se referir a esse período e que a escassa nomenclatura que existia não fosse clara. Afinal, menopausa é o período anterior ou posterior à última menstruação? A maioria dos sintomas se inicia após a última menstruação, não é? Então por que muitas mulheres começam a se sentir mal antes disso? Essa falta de conhecimento tanto na medicina quanto na sociedade faz com que todos os anos milhões de mulheres do mundo inteiro entrem na perimenopausa sem estar preparadas para isso. Como você com certeza já deve ter percebido, a saúde feminina não é tratada com a devida seriedade, sobretudo na segunda metade da vida da mulher. Portanto, o amplo esclarecimento das mulheres deveria ser uma prioridade. Todas as mulheres têm o direito de permanecer saudáveis pela vida toda, e isso começa com o direito à informação e o conhecimento sobre como obter ajuda.

É por isso que agora vamos ver o que a menopausa pode de fato significar para você. Ela vem acompanhada de uma profusão de sintomas, e você pode sentir muitos deles o tempo todo ou só alguns e ocasionalmente. Cada história de menopausa é única! Seja como for, é importante saber como os sintomas podem se apresentar e como enfrentá-los para você não sofrer desnecessariamente nem perder qualidade de vida.

A seguir veremos quais sintomas podem aparecer na perimenopausa e na pós-menopausa.

Sintomas que surgem na transição para a segunda metade da vida das mulheres:

- Sangramentos leves, intensos ou irregulares (mas também menstruações normais!)
- Ondas de calor/suores noturnos
- Depressão
- Desenvolvimento ou intensificação de medos
- Ataques de raiva
- Distúrbios do sono
- "Névoa mental", dificuldade de raciocínio e de aprendizagem
- Perda de cabelo
- Coceira ou outros problemas de pele, como urticária, neurodermatite, eczemas inexplicáveis
- Dores articulares
- Enxaquecas/dores de cabeça
- Arritmias cardíacas
- Infecções urinárias frequentes
- Aumento na frequência urinária noturna
- Zumbido no ouvido/perda de audição
- Ganho de peso, especialmente no abdômen

- Dores nas relações sexuais
- Falta de desejo sexual
- Queimação na vagina
- Coceira na vagina, corrimento esquisito
- SPM terríveis
- Vertigens/tontura

Em teoria, essa lista poderia ser ainda mais longa e incluir questões que você pode desenvolver na menopausa ou na pós-menopausa. Eu, por exemplo, de repente fiquei intolerante à lactose e à maioria das marcas de rímel. Outras mulheres passam a ter urticária ou problemas na tireoide. Nos capítulos sobre a perimenopausa e a pós-menopausa veremos as questões mais comuns, mas não esqueça que alguns sintomas podem passar da pré-menopausa para a perimenopausa ou da perimenopausa para a pós-menopausa, enquanto outros podem surgir só na pós-menopausa bem avançada.

É BOM SABER!

Cada história de menopausa é única – a minha não é igual à sua, e a sua não precisa ser como a da sua mãe. Algumas mulheres têm sintomas típicos, outras têm apenas um sintoma atípico e mais nada – como só enxaqueca ou dores articulares.

Sua festa surpresa mensal – Suas regras sem regras

Embora nossos ciclos ainda sejam (mais ou menos) regulares na pré-menopausa, as ovulações vão se tornando cada vez mais inconstantes na perimenopausa. Isso leva a mudanças hormonais que podem ter efeitos distintos no padrão do sangramento:

1. A menstruação ocorre normalmente
2. A menstruação vem mais cedo que de costume
3. A menstruação vem mais tarde que de costume
4. A menstruação vem e não para mais

... e pode às vezes ser regular e às vezes ser irregular. O sangramento pode ser instável durante a menopausa, mas também pode ter fases estáveis. Essa é uma época realmente imprevisível! Cada mulher e cada caso são diferentes.

Tudo isso está relacionado com a diminuição nas ovulações ou com ovulações de má qualidade. Como sabemos, isso faz com que a progesterona não seja produzida ou seja produzida em quantidade insuficiente, de forma que o estrogênio continua a espessar a mucosa do útero sem ser freado pela progesterona. Vejamos as possibilidades em mais detalhes.

1. A menstruação ocorre normalmente

Se a sua menstruação continua normal depois dos 40, pode ser que você esteja ovulando – mas não necessariamente! Quando nenhum óvulo é liberado, o endométrio continua a ser estimulado pelo estrogênio e simplesmente continua a se espessar. O ciclo fica preso na fase do estrogênio e não avança, como um coelhinho da Duracell batendo contra a parede ou um computador travado. A certa altura, o endométrio fica tão espesso que as primeiras camadas "descamam", gerando um sangramento. Isso *pode* ocorrer após 28 dias, e por isso pensamos se tratar de uma menstruação "normal". Contudo, o que não suspeitamos é que o endométrio só foi parcialmente eliminado pelo sangramento e um "restinho" ainda permaneceu, que talvez seja eliminado após algumas semanas. Isso nos leva à variante 2.

2. A menstruação vem mais cedo que de costume

Quando a menstruação vem após 14 ou 21 dias, não 28, isso acontece porque não houve ovulação no ciclo anterior e o endométrio ficou muito espesso. Na verdade, esse segundo sangramento prematuro é apenas a "parte dois" do primeiro sangramento e pertence ao ciclo do mês anterior!

3. A menstruação vem mais tarde que de costume

É claro que o ciclo pode atrasar e a menstruação vir tarde. Nesse caso, o sangramento pode ser bastante intenso e mais longo que o normal, o que faz sentido. O estrogênio continuou formando células na parede do útero, camada após camada, e tudo isso tem que ser eliminado.

É BOM SABER!

Como sabemos se ainda precisamos usar algum método contraceptivo?

Não sabemos! Às vezes mulheres engravidam aos 40 e poucos anos de forma completamente inesperada. A melhor maneira de descobrir é pedir ao ginecologista um exame de sangue que rastreie os níveis dos hormônios responsáveis pela fertilidade feminina.

4. A menstruação vem e não para mais

Como na primeira, nessa variante a ovulação também não se dá, mas o sangramento não para mais. Isso ocorre porque Charlie e Bosley seguem dando a ordem para que o endométrio continue a se espessar, já que o ciclo não passou à sua segunda fase – que consiste, como sabemos, na ovulação e na subsequente produção de progesterona. Dessa forma, as camadas de células vão se acumulando nas paredes do útero, e a certa altura começam a ser eliminadas por sangramento. Se o endométrio continuar a ser estimulado, o sangramento continua. A mesma quantidade de sangue que é eliminada continua sendo produzida, por isso o sangramento não para. Nesse caso, ele deve ser interrompido com alguma intervenção hormonal. Por favor, não espere que a situação se resolva sozinha!

BOX DE RESUMO

- Na perimenopausa, podem surgir muitos sintomas que à primeira vista não parecem ter origem hormonal, como urticária ou taquicardia.
- É perfeitamente possível menstruar normalmente na perimenopausa.
- Ciclos loucos – muito curtos, muito longos, muito intensos – estão ligados ao baixo nível de progesterona, que é o resultado da falta de ovulação ou de uma ovulação de baixa qualidade.

Cena de crime no banheiro – Fluxo menstrual intenso

É justamente na perimenopausa que podem ocorrer sangramentos que não fazem mais jus ao termo. Palavras como "hemorragia" ou "batalha sangrenta" parecem mais adequadas nesses casos. Esses sangramentos são tão fortes que a mulher praticamente não consegue se levantar do sanitário e tem que trocar o absorvente ou coletor com muita frequência – até mesmo várias vezes no espaço de uma hora. E quando ainda surgem pedaços sólidos grandes e amarronzados no meio do sangue, pode ser realmente assustador. Será que algo estaria se desfazendo dentro do corpo? Por favor, não entre em pânico! Esses pedaços grandes são formados de sangue coagulado, um indício de que o sangramento é tão intenso que o sangue já está coagulando no meio do caminho – porque o corpo está tentando contê-lo de alguma forma. Se o sangramento não parar ou você começar a se sentir fraca ou tonta, dirija-se a um hospital!

Muitas vezes, é possível controlar o sangramento com comprimidos de progestina sintética com superpoderes (é a versão Hulk da progesterona!). Mas se mesmo assim o sangramento não der nenhum indício de que está parando, o melhor é procurar atendimento médico, pois pode ser necessário fazer uma cirurgia ambulatorial de curetagem para interrompê-lo. Quando sangramentos desse tipo se tornam recorrentes, os níveis de ferro começam a cair e torna-se essencial encontrar uma solução mais definitiva.

Outra situação que costuma aparecer na minha atuação como ginecologista são pacientes que pedem a retirada do útero. Isso geralmente só acontece quando os sangramentos são fortes o suficiente para afetar sua qualidade de vida de forma significativa. Se não deseja mais ter filhos e toma a decisão definitiva de fazer uma histerectomia, a mulher deve ter esse direito. Nesse caso, os ovários permanecem, e só o útero é retirado mediante laparoscopia. A vida dessas pacientes melhora imensamente após a intervenção.

Uma alternativa muito simples à histerectomia é a implantação de um DIU de progesterona, que diminui ou interrompe completamente o fluxo menstrual. Algumas pacientes tomam pílula anticoncepcional justamente por causa de sangramentos menstruais muito intensos, mas é preciso destacar que a pílula aumenta o risco de trombose e de AVC a partir dos 40 anos. De qualquer forma, cada caso é um caso – consulte um ginecologista de sua confiança para encontrar a melhor solução para você.

Miomas – Nossos companheiros irritantes

Além da instabilidade dos ciclos menstruais, outro motivo para sangramentos intensos podem ser os chamados *miomas*. Eles são nódulos benignos formados por células musculares do útero. Essas células em algum momento pertenceram ao útero e decidiram de repente seguir seu próprio caminho, formando nódulos de miomas. Eles vêm em diversos tamanhos, formas e localizações.

Alguns ficam na parede do útero, outros na cavidade uterina; alguns são pequenos como uma ervilha, outros (ainda que raramente) são grandes como um melão. Eles também podem se estabelecer fora do útero, por exemplo, ao lado do ovário ou no colo do útero, ou podem ficar presos ao útero como o pompom de um gorro. A Mãe-Natureza deu muita liberdade aos miomas. Eles adoram estrogênio e crescem (geralmente muito, muito devagar) sob a influência de nosso super-hormônio feminino.

Os miomas são muito frequentes, sobretudo em mulheres com mais de 30 anos. Estima-se que 50 por cento das mulheres terão um mioma no útero ao longo da vida. A princípio, não se trata de um problema. A maioria deles é inofensiva e, a menos que afetem negativamente a qualidade de vida da mulher, não precisam ser retirados. Muitas vezes os miomas são descobertos por acaso em exames de rotina sem que tenham dado qualquer indício de sua existência. Mesmo que causem um sangramento um pouco mais intenso, isso não é motivo suficiente para um procedimento médico.

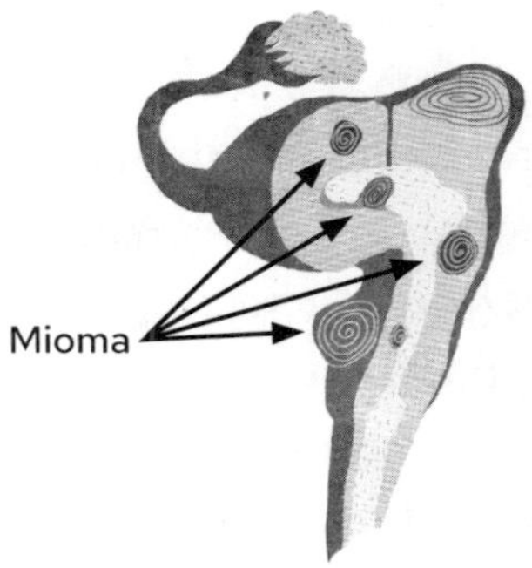

É BOM SABER!

Antigamente, muitas mulheres retiravam o útero quando tinham um mioma. Aliás, aos 40 anos, nossas mães e avós eram submetidas a uma "cirurgia de retirada completa", que incluía tudo, até os ovários, que "não seriam mais necessários". Com isso, entravam diretamente na pós-menopausa. Graças a Deus isso é impensável nos dias de hoje!

Ou seja, miomas devem ser deixados quietos. Só se deve retirá-los se o aumento no sangramento for inconveniente demais. E, mesmo assim, pode ser que uma cirurgia dessas não faça tanto sentido, especialmente quando se trata de miomas pequenos – pois o sangramento não necessariamente vai diminuir depois. Além disso, pode ser que novos miomas surjam mesmo após a cirurgia. E, ainda por cima, esses nódulos têm grande irrigação sanguínea, o que significa que a paciente pode perder muito sangue durante a cirurgia. Portanto, essa intervenção deve ser considerada com muito cuidado! Quando os sangramentos limitam sua qualidade de vida muito drasticamente, algumas pacientes preferem fazer logo uma histerectomia.

Contudo, para quem ainda deseja engravidar, a cirurgia para retirada do mioma pode ser a decisão mais acertada – isso é algo que precisa ser decidido junto ao ginecologista. Também há ocasiões em que os miomas são tão grandes que já não há espaço físico na barriga para que continuem crescendo livremente. Nesse caso, a cirurgia costuma ser indicada.

Portanto, miomas não devem ser retirados sem motivo real, porque – é muito importante você assimilar esta informação – praticamente nunca são malignos. De verdade. Os casos de miomas malignos são extremamente raros, e a probabilidade é mesmo baixíssima. Portanto, se sua ginecologista lhe disser que você tem um mioma, relaxe. A maioria dos miomas não faz nada além de tentar chamar sua atenção com um sangramento um pouco mais intenso. E quando passa o efeito do estrogênio, eles se calcificam e se tornam senhorinhas calcificadas no útero que podem ser vistas no exame de ultrassom.

BOX DE RESUMO

- Sangramentos intensos podem levar à perda de ferro e virar um problema crônico.
- Quando os sangramentos são intensos, o sangue pode coagular no meio do caminho, causando a eliminação de coágulos grandes e amarronzados.
- Um DIU de progesterona ou pílula anticoncepcional podem ajudar.
- Após cuidadosa reflexão, uma das soluções de longo prazo para parar sangramentos intensos é a retirada do útero.
- Miomas podem provocar fortes sangramentos, mas também podem ser assintomáticos. Como quase sempre são inofensivos, devem ser deixados quietos.
- De forma geral, não se fazem mais histerectomias só por causa da existência de miomas.

Oscilações de humor

Às vezes ela chega gradualmente, às vezes de um dia para o outro, mas sempre é perturbadora: aquela tristeza inexplicável. Na verdade, olhando de fora, tudo está como de costume – só que você está deprimida sem motivo algum. Você percebe que não consegue sentir a alegria normal que sente pelas coisas, como ao ir a um bom restaurante ou fazer as unhas. O mundo perdeu o colorido, tudo parece cinzento. O humor depressivo comum na menopausa não é brincadeira, e muitas vezes pega a pessoa de surpresa. Ele também pode imperceptivelmente se transformar em sua horrenda irmã mais velha: a depressão de verdade. Quem sofreu de SPM severa ou teve depressão pós-parto é especialmente suscetível a oscilações hormonais e, por isso, tem mais propensão a desenvolver depressão em razão da reinvenção hormonal da meia-idade.

Mas a verdadeira tragédia está no fato de muitas mulheres – e também muitos colegas médicos – não identificarem o fundo hormonal da condição e resolverem combater a depressão com remédios, sobretudo quando a paciente já sofreu de depressão antes (não importa quanto tempo antes). Às vezes alguém de fora também sugere que a mulher teria um motivo real para estar triste. Como as mudanças hormonais com frequência coincidem com a saída dos filhos de casa, deduz-se que a mulher esteja sofrendo da tal "síndrome do ninho vazio" – um conceito antiquado, da época em que as mulheres em sua maioria eram donas de casa e se definiam unicamente a partir de seu papel como mães. Eu pessoalmente acho que essa síndrome praticamente não existe nos dias de hoje e sempre fico um pouco irritada quando meus colegas das antigas recorrem a essa expressão, porque, com isso, insinuam que a única fonte de satisfação da mulher seria cuidar dos filhos. O conceito de ninho vazio ignora o fato de, durante o estado depressivo, muitas outras questões – o trabalho, os amigos e, sim, também a relação – serem questionadas ou até mesmo deixarem de fazer sentido, desconsiderando, assim, as múltiplas facetas de uma mulher.

Como muitos estados depressivos se manifestam justamente na menopausa, a pergunta importante a ser feita é se eles não teriam origem hormonal. Por isso acho crucial, em caso de depressão e tristeza na menopausa, equilibrar os hormônios antes de tentar disfarçar o problema com antidepressivos.

É BOM SABER!

Antes de começar a tomar antidepressivos em caso de depressão na menopausa, é importante equilibrar os níveis hormonais primeiro!

Muitas vezes, a depressão se deve a uma deficiência de progesterona, por isso é uma boa ideia, em primeiro lugar, começar a tomar um suplemento bioidêntico de progesterona (adiante explicarei como e quando). Um exame de sangue pode ajudar, mas não necessariamente – afinal, o exame é como uma selfie dos hormônios, um mero retrato daquele instante, e nem sempre reflete com precisão o funcionamento geral do organismo. Por isso eu recomendo que a paciente faça um teste inicial, tomando o suplemento de progesterona antes de dormir. Assim é possível observar se algo muda. Às vezes um pouco de estrogênio também ajuda a melhorar a disposição. Mas se a depressão continuar da mesma forma que antes, aí, sim, os remédios se justificam para equilibrar a química cerebral – mas, por favor, nunca antes de fazer o teste da progesterona!

Não importa se a depressão foi desencadeada por condições físicas ou se não passa de um estado passageiro: o acompanhamento psicoterapêutico sempre ajuda. Sou grande fã da psicoterapia. Especialmente no período de transição hormonal, ela pode trazer muitas coisas à tona. Não ignore essas questões nem tente dar conta de tudo sozinha. Quando uma tempestade emocional trouxer muita coisa à superfície, é prudente enfrentar tudo dando um passo de cada vez e estruturar os pensamentos e as emoções na terapia. Confie em si mesma, seja corajosa e encare a situação.

Raiva e irritabilidade

Ataques de raiva no estilo Godzilla não têm a menor graça. A pessoa grita cada vez mais alto e se irrita sem necessidade com coisas que, apesar de desagradáveis, não justificam a perda de controle. Seu parceiro balança a cabeça, os adolescentes batem a porta e você não sabe o que fazer no calor do momento. É um sentimento nada agradável! No caso de muitas mulheres, isso é um indício sutil de que uma mudança hormonal se anuncia. Especialmente quando a menstruação ainda vem com regularidade, a mulher não imagina que são seus hormônios que estão mexendo os pauzinhos.

Nesse caso, são as ovulações que deixam a desejar – ou se ausentam ou são fracas e não conseguem produzir progesterona em quantidade suficiente. Sem a progesterona, nossa garota californiana descontraída, somos tudo menos despreocupadas. Com frequência, a testosterona ainda é suficiente nessa fase, e o estrogênio pode estar estável ou não (o que com certeza também não ajuda em nada).

Antes de procurar um advogado para pedir o divórcio, peça ao ginecologista que prescreva progesterona para tomar à noite (mesmo que os valores no exame de sangue estejam bons, os sintomas são mais relevantes). Assim é possível dar um suporte à segunda metade do ciclo por meio da reposição da progesterona que está em falta. Simplesmente conte 14 dias antes do primeiro dia previsto para a menstruação e comece a tomar o suplemento nesse dia à noite. Atenção: se você ainda estiver usando um contraceptivo hormonal, pode ser que a progesterona não surta o efeito desejado – nesse caso, seria aconselhável suspender o contraceptivo para observar o estado real das coisas (você também pode fazer um teste para saber se ainda precisa usar algum contraceptivo). Na verdade, se você tem uma "menstruação" regular enquanto toma a pílula anticoncepcional, saiba que esse é um mero sangramento de privação hormonal, que não diz nada sobre seu estado hormonal atual. Em teoria, é possível ter o sangramento de privação todo mês até os 107 anos se você continuar tomando a pílula.

Mas voltando ao tema: você não está louca nem é uma descontrolada, só precisa de apoio. De suporte hormonal, da sua rede de apoio e de si mesma. Esses ataques de raiva também deixam algo mais claro: você precisa cuidar de si. Tudo que sabemos sobre autocuidado e amor-próprio fica evidente aos 40 e 50 anos – e sua falta fica mais evidente ainda. Noites bem dormidas e períodos de descanso se tornam mais importantes do que nunca, assim como adotar uma alimentação saudável, limitar a ingestão de álcool e beber muita água. Se possível, tire mais folgas, peça às pessoas à sua volta que tenham compreensão e, acima de tudo, perdoe a si mesma quando surtar novamente. Mais adiante falaremos com maior profundidade sobre o autocuidado e explicaremos por que ele não é um luxo superficial, mas algo realmente essencial para preservar sua saúde.

A insônia das quatro da manhã

Um dos sinais mais frequentes da chegada da menopausa é a piora da qualidade do sono. Se antes adormecíamos sem problema e dormíamos como um anjo até o despertador tocar, isso muda na menopausa. Passamos a acordar muito cedo (às vezes até de madrugada) e não conseguimos voltar a dormir. Tudo passa pela nossa cabeça – remoemos problemas, analisamos situações e ficamos pensando na morte da bezerra. De repente, coisas sem a menor importância se tornam gigantes às três da manhã. Quando preciso levar o carro para a vistoria novamente? Será que já deveríamos planejar as férias para não perdermos o desconto por reserva antecipada? O recibo do faz-tudo ainda está na gaveta? Costumo brincar com minhas colegas de trabalho que deveríamos criar um grupo de WhatsApp chamado "E aí, também acordada?".

De fato, distúrbios do sono são tão frequentes que costumo perguntar a mulheres que afirmam não ter nenhum problema com a transição hormonal especificamente se ainda estão conseguindo dormir bem. E com frequência a resposta é: "É, isso realmente piorou."

Às vezes fases de sono bom se alternam com fases de sono pior; às vezes ainda vêm as ondas de calor para atrapalhar, e a pessoa acorda

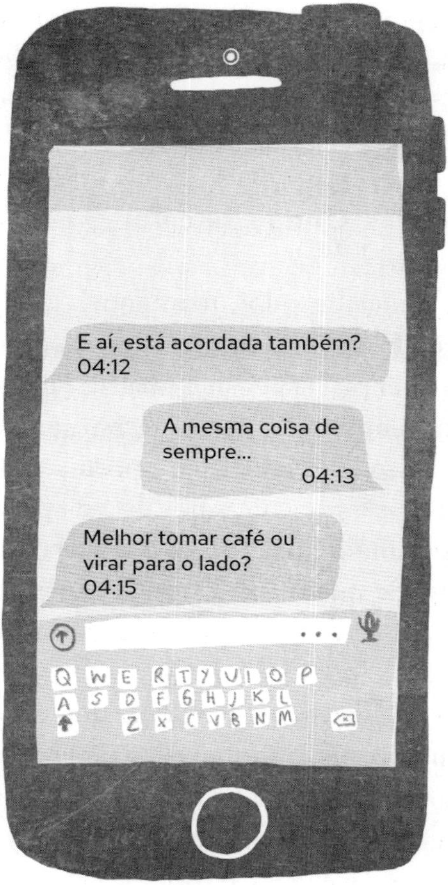

banhada de suor. Noites ruins geram dias muito cansativos – dá para suportar uma ou duas noites, mas quando a mulher é assolada por horas de insônia noite após noite, em algum momento fica hipersensível e não consegue mais seguir com seu dia a dia normalmente. A rotina pesa, dores de cabeça e exaustão nos atormentam. Parece um pesadelo, mas é a amarga realidade de muitas mulheres. Nesses casos, considerar o uso de medicamentos para dormir começa a parecer razoável.

Agora já sabemos de onde vem essa insônia toda. Quando as ovulações não têm a mesma qualidade ou param de ocorrer, a progesterona fica em falta – e é esse o hormônio que relaxa o cérebro e nos garante uma boa noite de sono profundo. Aqui, mais uma vez, a solução, ou grande parte dela, é a suplementação de progesterona à noite. No capítulo 5 abordaremos com mais detalhes qual a melhor forma de fazer isso, o que deve ser observado e o que mais pode ser feito.

Ondas de calor

Ninguém gosta de ondas de calor, nem aquelas entre nós que estão sempre morrendo de frio. As ondas de calor, o sintoma mais clássico da menopausa, são intensas na perimenopausa e em toda a pós-menopausa e, para algumas mulheres, permanecem sendo um grande problema anos depois disso (!). Antes de tudo, eu sempre trato as ondas de calor, não importa se a paciente ainda está na perimenopausa ou já passou por ela. Em primeiro lugar porque são terríveis e, em segundo, porque são um sinal de que os níveis de estrogênio estão no chão o tempo todo, o que por si só também pode causar outros problemas de saúde.

Elas também são popularmente chamadas de "fogacho", porque realmente são como uma labareda interna. Uma onda de calor é algo muito mais severo do que um simples calorzinho e pode ser uma verdadeira tortura. A quentura começa internamente, em geral no peito ou na cabeça, o coração começa a acelerar e o rosto fica vermelho. O suor aparece na cabeça, na nuca, no decote e nas axilas. Às vezes há uma sensação de febre, e algumas mulheres também sofrem de náuseas. A onda pode durar de dois a três minutos e chegar a trinta minutos. Quem já viu a mãe ou a colega de trabalho passar por isso sabe que não é nada agradável. Muitas vezes elas começam de forma esporádica, quando estamos na fase de transição, ou seja, na perimenopausa. Algumas mulheres as têm sobretudo à noite, outras mais durante o dia, ou ainda durante o dia e a noite. Certas mulheres sofrem mais no inverno que no verão, e com outras é ao contrário. Umas as sentem algumas vezes na semana, e outras, várias vezes ao dia.

SEÇÃO DOS NERDS

Você sabia que há vários tipos de ondas de calor? No tipo "clássico", o calor chega de repente, o rosto fica vermelho e a mulher começa a suar, com frequência na cabeça e na nuca.

E há as ondas de calor que os americanos chamam de *ember*, ou seja, "brasa". Também chegam de repente, mas não são tão intensas quanto as clássicas. Em compensação, duram mais tempo, chegando a 30 minutos. Muitas mulheres continuam tendo ondas de calor desse tipo durante anos e décadas depois da menopausa.

Algumas mulheres só têm ondas de calor à noite. Isso com certeza ocorre porque os níveis de estrogênio às vezes despencam rapidamente à noite. Essa queda acentuada por si só, mesmo que volte a se estabilizar depois, gera ondas de calor.

Mas como surgem as ondas de calor? Bem, não sabemos exatamente. Um psiquiatra me disse certa vez que em sua área de especialidade muitos consideram as ondas de calor uma reação de pânico das mulheres ("Meu Deus! Estou ficando velha! Sou mortal! Não posso mais ter filhos!"). Isso soa a algo que o pai da psicoterapia, Sigmund Freud, diria sem pensar muito, e, na minha opinião, se encaixa no mesmo balaio da "inveja do pênis" e do orgasmo clitoriano "imaturo".

De uma perspectiva fisiológica, acredita-se que ocorra uma reação local no cérebro. O hipotálamo, nosso Charlie, reage aos baixos níveis de estrogênio recorrendo a Bosley, que, por sua vez, tenta acordar os ovários com o hormônio-comandante FSH. Os ovários, por sua vez, não conseguem mais ter uma reação à altura, porque não têm mais óvulos a recrutar. Mas Charlie e Bosley não desistem e mandam mais FSH ainda para a corrente sanguínea. Agora já não pedem gentilmente que os ovários produzam mais estrogênio. A hipófise está berrando com ele e passa a mandar FSH várias vezes por hora, aumentando o ritmo e incomodando os ovários sem parar. Uma teoria sugere que as ondas de calor surgem porque a área do cérebro que é responsável pela temperatura corporal fica perto da hipófise e é ativada pela atividade intensa de Charlie e Bosley. Isso é compatível com o fato de as ondas de calor surgirem em intervalos para muitas mulheres, refletindo o aumento do ritmo de Bosley.

As ondas de calor são tão variadas quanto as mulheres, e acredito que um dos maiores mal-entendidos que existem é muitas mulheres acharem que devem "aguentar" esse sintoma sem nenhuma ajuda. Mais desastrosa ainda é a suposição de que tudo voltará ao normal depois de alguns anos e que as ondas de calor vão desaparecer. A verdade é que esse é um pedido de socorro do corpo. Significa que estão faltando hormônios em todos os órgãos, e é nesse momento que a maioria das doenças senis consegue se estabelecer por causa dos déficits hormonais – ou seja, na verdade, as coisas nunca mais voltarão ao normal.

CAÇADORES DE MITOS

Só porque as ondas de calor pararam, isso não significa que todos os problemas sumiram. Na verdade, a maioria dos problemas de saúde começa a ganhar impulso justamente agora! Prolapso uterino, calcificação arterial, risco de AVC, tendência à diabetes, problemas de memória, artrose... A lista é comprida, e você deve conhecer os sintomas; por isso explicarei mais adiante cada caso detalhadamente.

Com o passar do tempo, os receptores dos órgãos deixam de ser tão sensíveis e o corpo recolhe suas "antenas". Por isso as ondas de calor passam – mas pode demorar anos, afinal a menopausa não dura poucos meses!

Mas não importa se você tem muitas, poucas ou nenhuma onda de calor, os outros órgãos sofrem com a deficiência hormonal crônica e vão se degradando lentamente. Praticamente não existem órgãos que não tenham receptores de estrogênio. É aí que problemas crônicos de saúde como dores articulares, hipertensão arterial, colesterol alto e depressão clínica começam a se manifestar.

Libido em chamas

As flutuações hormonais, por um lado, e o excesso de pensamentos à noite, por outro, podem fazer com que o desejo sexual desapareça. É fácil entender. Quando não conseguimos mais dormir bem a noite toda e começamos a ter uma visão crítica da própria vida, identificando tudo que não está mais dando certo, podemos ficar à beira de uma crise. Para piorar, talvez o relacionamento esteja deixando a desejar em alguns aspectos. Por isso há muitas mulheres com pouco desejo sexual aos 40 anos. Mas o contrário também acontece! Já sabemos. A progesterona está baixa, o estrogênio, nosso hormônio do drama e do aconchego, oscila, mas a testosterona ainda arde em chamas porque é produzida tanto nos ovários quanto no córtex adrenal. Na verdade, o córtex adrenal não sofre desgaste com o tempo e, ao contrário dos ovários, continua produzindo testosterona. Para nós, isso significa que, quando não estamos irritadas com tudo à nossa volta, ficamos com um tesão implacável. Sharon Stone contou que o melhor sexo de sua vida foi aos 46 anos – e acredito nela sem pensar duas vezes.

Lucy Liu, também conhecida como testosterona, agora nos presenteia com uma libido sem culpa e sem bagagem psicológica. Muito do peso que acompanhou nossa vida sexual até esse momento é deixado para trás. Na adolescência e aos 20 e poucos anos, a possibilidade de uma gravidez indesejada equivalia a um acidente nuclear, uma camisinha estourada ou esquecer de tomar a pílula eram desastrosos e, além disso, o sexo estava cercado de muitos medos e inseguranças. Quantas vezes pensamos que todo mundo estava fazendo um sexo incrível, menos a gente? Muitas mulheres jovens se sentem sexualmente defeituosas nessa época por não conseguirem ter um orgasmo vaginal, por sentirem dores durante as relações sexuais, por serem muito lubrificadas ou não serem lubrificadas o suficiente, por serem muito barulhentas ou fazerem pouco barulho durante o sexo. Preocupações com celulite ou com gordurinhas na barriga levam muitas a só quererem transar no escuro.

Algum tempo depois, as prioridades se voltam para a formação de uma família, e sexo vem acompanhado da esperança de um teste de gravidez positivo. O sexo passa a ser sobrecarregado com medições, observações e cronometragens, e muitas vezes acabamos sentadas no vaso, apavoradas, com o teste de gravidez na mão. Algum tempo depois, torna-se praticamente impossível transar sem interrupções, porque o filho de 3 anos invade a cama dos pais toda noite. Nesse período, o sexo costuma se transformar em uma tarefa doméstica incômoda – o que importa é realizá-la logo para o marido não se sentir rejeitado mais uma vez.

Com a chegada dos 40, a coisa muda um pouco de figura. Os filhos estão mais crescidos, às vezes até já saíram de casa. As preocupações com gravidez geralmente ficaram para trás, porque a família está formada. A essa altura, já foi encontrado o método contraceptivo mais vantajoso a longo prazo, como o DIU de cobre ou a esterilização. Agora você pode fazer sexo pelo sexo em si, simplesmente porque ele traz prazer, sem preocupações com celulite ou flacidez.

Contudo, acredito que uma das experiências sexuais mais gratificantes que podemos ter após os 40 é a descoberta de que podemos continuar expandindo nossa sexualidade. Muitas mulheres ganham coragem para experimentar coisas novas na cama – seja finalmente se aventurar a fazer sexo anal ou ver um filme erótico. Aprendem novidades e constatam que, na verdade, a própria sexualidade nunca está completamente definida; ela é mais como uma árvore que vai criando novas ramificações. Quem dera tivéssemos sabido disso aos 20 e poucos anos, quando ainda nos estressávamos por causa de orgasmos assim ou assado e nos preocupávamos com a lubrificação ou com o fato de sermos muito quietas ou barulhentas demais! Isso é algo que sempre tento transmitir às minhas pacientes jovens que estão às voltas com preocupações sexuais. No campo da sexualidade feminina, em qualquer idade, a última palavra não foi dita de forma alguma. É necessário ter paciência, porque muitas coisas evoluem com o tempo. A sexualidade feminina pode inclusive reservar algumas surpresas. Muitas de minhas pacientes relatam ter uma ejaculação feminina pela primeira vez após os 40 e se assustam por acharem se tratar de urina – e não, não se trata. Já outras relatam ser capazes de ter orgasmos múltiplos pela primeira vez, como se sua sexualidade tivesse desenvolvido uma espécie de vida própria ou como se outras sinapses sexuais tivessem sido desbloqueadas no sistema nervoso.

SEÇÃO DOS NERDS

Muitas mulheres que chegam aos 40 anos relatam pela primeira vez a eliminação de fluidos durante a relação sexual – que julgam ser urina. Na verdade, trata-se da lendária ejaculação feminina, que costuma se manifestar cada vez mais com o passar dos anos! A ejaculação feminina tem sua origem nas glândulas de Skene, glândulas bem pequenas que ficam do lado da uretra e correspondem, na evolução humana, à próstata dos homens. O líquido eliminado é equivalente, em termos de composição química, à secreção prostática, o que biologicamente não faz sentido para nós, mulheres. Contudo, a natureza acha mais fácil simplesmente deixar as coisas lá do jeito que estão em vez de eliminá-las durante o desenvolvimento sexual. É por isso, a propósito, que os homens também têm mamilos. Essas glândulas são pontinhos mínimos que podem ser vistos do lado da uretra. Curiosamente, constatou-se em um pequeno estudo que quanto mais se "ejacula", mais glândulas vão surgindo ao lado da uretra! Essa peculiaridade anatômica demonstra de forma impressionante que nossa sexualidade não é rígida, mas mutável!

Também conheço muitas mulheres que, aos 40 anos, têm casos com homens mais jovens; são casinhos de curta duração, sem maiores investimentos emocionais, e que muitas vezes deixam os rapazes encantados com essas mulheres que têm ideias próprias acerca do que é sexo de qualidade e não parecem precisar deles para mais nada além de algumas noites quentes. Por outro lado, conheço outras que traem o marido e têm relacionamentos extraconjugais – e, descuidadas, jogam o casamento por água abaixo. Em vez de passarem o resto da vida encarando o fantasma do adultério, seria melhor para todos os envolvidos dar ouvidos aos próprios desejos e comunicá-los claramente ao parceiro.

Finalmente chegou a hora de analisar não só os desejos no quarto do casal mas também os que estão fora dele. Se a vida com seu homem caiu um pouco na rotina e você deseja algo diferente, esse é o momento de dizer isso. Em voz alta, clara e determinada. Essa também é uma razão pela qual a menopausa é um período fabuloso, porque nela reencontramos nossa voz. Chegou a sua vez, o momento de seus desejos serem realizados, tanto no rala e rola quanto na convivência diária.

No início, é algo inusitado para todo mundo – não só para o homem – quando a mulher de repente começa a declarar seus desejos, seja na cama, seja a respeito de seu papel no mundo. E nem sempre a reação dos outros é de entusiasmo. Afinal de contas, até então muitas coisas estavam funcionando bem, e a primeira reação pode ser de incompreensão. Mas é essencial que você possa florescer. Florescidas, podemos desenvolver nosso pleno potencial e sentir nossa nova e antiga força – uma força que sempre esteve aqui, só estava adormecida e emergiu novamente na menopausa.

Lucidez sem preocupações

Depois de todas as notícias terríveis, você com certeza está se perguntando por que acho a menopausa tão incrível assim. Falaremos sobre isso agora. Chegue mais perto e preste muita atenção no que direi agora. Algo muito interessante ocorre em nossa psique na menopausa, algo especial que só acontece com nós, mulheres, e que nos transforma para sempre em termos hormonais e emocionais. Agora que você já conheceu seu ciclo e As Panteras, tudo ficará claro.

Pouco a pouco, nossos hormônios vão caindo:

FASE 1: Como já vimos, com a diminuição das ovulações, nosso corpo produz cada vez menos progesterona, o que significa menos relaxamento e um sono de pior qualidade. Ficamos mais irritáveis e nossos pensamentos se voltam para dentro.

FASE 2: Os níveis de estrogênio oscilam e caem. O hormônio que nos mantinha sob controle desde a puberdade e que nos levou a nos interessarmos de repente por meninos (ou meninas); que determinou nossa programação mental para nos sentirmos frequentemente inseguras, sem saber se somos belas, amadas, engraçadas ou magras o suficiente; que nos levou a procurar um parceiro e passar muitas, muitas noites em encontros por vezes terríveis; o hormônio que acendeu em algumas de nós o desejo de formar uma família; que garantiu que cuidássemos de todo mundo ou agradássemos a todos, desde as crianças até os colegas de trabalho; o hormônio que perturbou um pouco nosso juízo, fazendo com que sujeitássemos nossas necessidades às dos outros – essa névoa de estrogênio começa lentamente a se dissipar.

Em vez de se preocupar tanto com a harmonia, cada vez mais você deixa escapar coisas que sempre teve vontade de dizer. Para de se importar tanto com o que os outros pensam de você. Fica acordada à noite, pensando na vida. Está farta de todos à sua volta serem tão carentes e sempre dependerem de você para resolver tudo – e, ainda por cima, sem lhe dar o devido valor. De repente você desperta e fica ali deitada, acordada – talvez ao lado do parceiro, que está roncando e não tem a menor ideia do que você está sentindo –, e enxerga muito mais claramente o que *você* deseja.

O hinduísmo acredita em vários ashramas, ou estágios na vida das pessoas. Primeiro somos estudantes, depois chefes de família, depois habitantes da floresta e, por fim, ascetas. Cronologicamente, o período do habitante da floresta se inicia aos 40 e poucos anos. É nessa época que, segundo os ensinamentos ancestrais, a pessoa deve renunciar à responsabilidade do lar e ir morar na floresta para ficar meditando dali em diante. Provavelmente isso seria ótimo para muitas mulheres na menopausa. Mas para algumas de nós, que tiveram filhos tarde, o "período do habitante da floresta" começa quando os filhos ainda não saíram de casa. Isso pode ser extremamente estressante, e muitas mulheres sentem a necessidade de sair de casa, pedir o divórcio, pegar um avião para o Havaí e deixar para trás toda essa gente que suga sua energia.

A perimenopausa também é um período de mudança pessoal, em que, durante as noites de insônia, a mulher toma decisões – algumas delas importantes, que vão determinar a segunda metade de sua vida. O símbolo chinês para crise consiste nas palavras "perigo" e "oportunidade" – e esse é justamente o momento em que as mulheres podem agarrar a oportunidade de usar todos os seus talentos e sua experiência de vida para deixar uma marca no universo. É por isso que, em algumas culturas, as mulheres na perimenopausa são consideradas "perigosas". Elas despertaram, sabem do que são capazes, estão fortalecidas por sua experiência e não estão mais dispostas a continuar aturando as palhaçadas de sempre. É nesse período que muitas mulheres descobrem que têm um sexto sentido, que sua intuição é forte, como se tivessem desenvolvido uma espécie de "terceiro olho" (meu filho chamaria isso de sentido aranha – voltaremos a esse assunto mais adiante).

Como pesquisadora, acho surpreendente o número de mulheres que chegam ao consultório afirmando sentir uma conexão maior com o universo, o todo ou como você preferir chamar. Não é difícil entender por que, em muitas culturas, a "mulher mais velha" é reverenciada como "a sábia" ou temida como "a bruxa".

FASE 3: Como podemos constatar pelo aumento em nossa libido, a testosterona permanece estável por mais tempo. Mas não é só a libido que muda. Coisas emocionantes também começam a acontecer. Agora é que a diversão começa!

Como já vimos, a testosterona é o hormônio não apenas da libido mas também da determinação, da energia e da agressividade, e é produzida em dois locais distintos: nos ovários e nas glândulas adrenais. Isso significa que – depois que a produção de progesterona e estrogênio é reduzida – a testosterona ainda permanece em níveis normais porque também é produzida em outro local. Lucy Liu então assume o controle com seu traje de couro preto e pode descarregar toda a sua energia.

O efeito da testosterona na psique é enorme. Ela nos permite pensar e enxergar tudo com mais clareza. A névoa do estrogênio dos últimos vinte anos vai se dissipando lentamente, e a testosterona talvez desperte em nós uma urgência para tomar uma atitude, mudar alguma coisa. Livres da pressão de tentar agradar todo mundo, muitas mulheres passam a enxergar com maior nitidez o que realmente importa. Muitas reencontram a própria voz e passam a impor limites. E essa é a melhor parte da menopausa. Passamos tantos anos à mercê das oscilações físicas e precisando conciliar tantos papéis que muitas vezes deixamos as nossas necessidades de lado. Mas chegou nossa hora. A menopausa é tempo de mudanças, com certeza, mas com frequência o que nos espera do outro lado do túnel é algo surpreendentemente maravilhoso.

No melhor dos casos, essa época da vida faz com que uma chama se acenda dentro de nós e nos impulsione a finalmente cuidarmos de nós mesmas. Pode ser que esse fogo chegue a causar um grande incêndio que vai aniquilar tudo que há de velho, gasto, tudo que já não funciona mais a nosso favor. A boa jardineira sabe muito bem: as cinzas são o melhor adubo para gerar vida e crescimento. As pessoas à sua volta agora passam a considerá-la furiosa ou cheia de energia. Na verdade, a perimenopausa costuma ser um momento de grandes decisões – e quero ajudar você a tomar as decisões certas para tornar a segunda metade da sua vida algo maravilhoso, não uma época assolada por frustração e doenças.

4
Menopausa

A menopausa é o último sangramento menstrual da mulher – que só é classificado como tal quando é seguido por doze meses sem sangramentos. Só então a mulher está oficialmente na pós-menopausa. Pode ser que a menstruação fique sem vir por apenas três, cinco ou até mesmo onze meses – nesse caso, a mulher ainda está na perimenopausa. Mesmo que não haja sangramento há meses e a mulher sofra com ondas de calor, ainda assim os ovários podem voltar a funcionar e desencadear uma menstruação. Ou seja, o critério definitivo é um período de doze meses sem sangramento.

Há cinco sintomas principais que só se manifestam após a menopausa ou que eram discretos na perimenopausa e se tornam mais intensos:

1. Ondas de calor
2. Desconforto vaginal
3. Distúrbios do sono
4. Depressão
5. Incontinência

Eu os apresentei no capítulo sobre perimenopausa porque eles podem estar presentes antes da última menstruação da mulher, já que essa transição é fluida e diferente em cada caso. E, como também vimos, é um grande equívoco achar que tudo está superado depois que as ondas de calor passam. Elas não desaparecem porque o corpo voltou a produzir hormônios nem porque esse é um sinal de que está tudo bem. Em geral, isso sinaliza que os receptores hormonais perderam sensibilidade. É como se o corpo simplesmente recolhesse suas antenas ou elas ficassem entorpecidas depois de ser estimuladas em excesso durante tanto tempo.

É BOM SABER!

Lembre-se: O estado de deficiência hormonal é muito, muito ruim para a saúde. É ele que permite o desenvolvimento de muitas doenças na terceira idade – se não a maioria delas!

Embora sejam um sinal de alerta do corpo nos indicando algum desequilíbrio, as ondas de calor são a coisa mais inofensiva que a deficiência hormonal pode causar. Em geral, os problemas reais começam justamente agora – primeiro gradualmente, porém com um agravamento progressivo ao longo dos anos. A grande questão é que o início de muitas doenças é relativamente assintomático – e quando os sintomas enfim aparecem, a condição já está bem avançada. Portanto, é melhor nos concentrarmos em preveni-las antes do aparecimento de sintomas. É como escovar os dentes – a prevenção é tudo! Na seção a seguir, veremos tudo que pode acontecer na menopausa, ponto a ponto, e o que você pode fazer para as coisas não degringolarem. Afinal, queremos que você fique em forma, feliz e se sinta sexy pelo maior tempo possível.

O trágico destino da vagina

Dizem que o melhor truque do demônio foi convencer o mundo de que ele não existe. Assim, ele pode fazer o mal sem ser descoberto – muitas vezes disfarçado. A meu ver, se houvesse um demônio na saúde sexual da mulher, seria a atrofia vaginal, chamada popularmente de "secura vaginal", uma expressão aparentemente inocente e completamente enganosa. Pelo menos 70 por cento (!) de todas as mulheres na menopausa – ou seja, quase todas – são afetadas por essa condição, que foi silenciada durante décadas. Ela foi ignorada ou tratada sem a devida importância até mesmo pelas associações de ginecologia e pela indústria farmacêutica. Por isso há pouquíssimos medicamentos disponíveis nas farmácias para tratá-la, e alguns deles foram retirados do mercado por motivos desconhecidos.

A atrofia vaginal é – como quase todas as doenças da pós-menopausa – um processo gradual que pode se arrastar por meses ou anos. É causada pela deficiência de estrogênio, que se manifesta no afinamento da mucosa na entrada da vagina. Existe uma região no entorno da abertura vaginal que é mais sensível à deficiência hormonal – a fúrcula vaginal. É o ponto mais inferior da abertura, na transição da mucosa para a pele. Se olharmos para a vulva de frente, como se fosse um relógio, é a área que fica na posição de 6 horas.

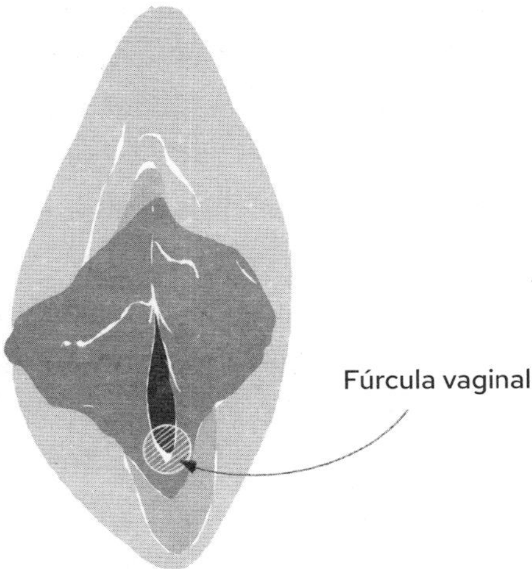

Por que a deficiência hormonal sempre se manifesta primeiro nesse ponto? A fúrcula é a parte da vagina mais povoada de receptores de hormônios. Isso faz com que tenhamos mais sensibilidade nessa região durante o ato sexual, mas também em caso de deficiência hormonal. De fato, a mucosa vaginal serve como uma espécie de indicador geral durante o exame médico, sendo possível avaliar os níveis hormonais com base em seu aspecto.

A atrofia vaginal se manifesta por meio de coceira, ardência ou dores nas relações sexuais, e uma secura geral, mas sobretudo durante o sexo. Se olharmos para a pele, ela não tem mais o mesmo aspecto de vitalidade, assumindo um tom mais pálido ou mais escurecido nas laterais. Na fúrcula de mulheres brancas, às vezes também é possível ver vasos sanguíneos bem fininhos, que normalmente não são visíveis na mucosa saudável, pois ficam localizados mais profundamente na pele.

A situação piora com o passar dos anos. A pele vai ficando cada vez mais fina e sensível. A vagina perde elasticidade progressivamente e não estica mais com tanta facilidade. A fúrcula começa a se romper em todo ato sexual. O períneo também fica mais rígido e menos elástico. Por fim, chega uma hora em que a abertura vaginal começa a encolher, tornando qualquer tipo de penetração muito difícil – seja com o pênis ou um dildo. Muitas vezes, o exame ginecológico só se torna possível com o uso de instrumentos mínimos e ainda assim provoca dor. Mulheres que há muitos anos não usam a vagina costumam ter uma abertura ínfima, em que só cabe um dedo mindinho ou, em casos mais extremos, um cotonete.

Mas mesmo quando o pênis ainda consegue penetrar, a pele é fina como um lenço de papel, arde ao toque e às vezes também ao urinar. Muitas mulheres não conseguem mais usar calças jeans apertadas nem ficar sentadas durante muito tempo, o que arruína idas ao restaurante ou ao cinema. Muitas deixam de andar de bicicleta ou a cavalo por causa da intensidade das dores. O processo de encolhimento, por um lado, e o pH alterado, por outro, também podem causar coceira, e muitas acham que estão com candidíase. Na verdade, os fungos preferem atacar vaginas com um bom suprimento de estrogênio, ou seja, mulheres que ainda menstruam com uma frequência razoável. Meninas e mulheres na pós-menopausa têm muito menos infecções causadas por fungos. Quando isso acontece, o que é raro, o fungo afeta as áreas da virilha, as rugas entre os lábios ou a área perianal, ou seja, ao redor do ânus. O pH vaginal muda por causa da deficiência de estrogênio.

Como ele piora – ou seja, ficando mais alcalino –, isso abre as portas para bactérias intestinais e outros visitantes indesejados. Mas por que isso acontece?

É BOM SABER!

O pH vaginal é determinado pela presença dos chamados bacilos de Döderlein, que dependem do estrogênio. Quando são abastecidos com bastante estrogênio, eles formam uma comunidade e secretam ácido lático e peróxido de hidrogênio, o que mantém o pH entre 4,0 e 4,7. Esse pH ácido mantém as bactérias que migram do ânus sob controle. E elas têm todo o direito de fazer isso! Algumas bactérias intestinais, fungos e outros micróbios podem viver pacificamente na vagina. Uma flora vaginal equilibrada também pode abrigar certa diversidade e subculturas, contanto que seja regida pela família Döderlein. Quando está tudo bem, o corrimento é branco a amarelo-claro, não tem odor, não coça nem é muito volumoso. Quando a deficiência de estrogênio se estende a longo prazo, os bacilos de Döderlein morrem e o pH muda – o que causa uma anarquia na vagina. Ela começa a coçar e arder, e o corrimento pode mudar de cor, passando a ficar amarelo-escuro ou até esverdeado.

Então agora já sabemos: a atrofia vaginal não é algo trivial e muito menos engraçado. Ela representa a degradação progressiva da mucosa e, consequentemente, a lenta deterioração da vagina como órgão sexual. Mais tarde, surgem também desconfortos na uretra que inicialmente não ligamos à deficiência hormonal, assim como infecções urinárias frequentes e uma incontinência crescente. Trataremos dessa problemática no capítulo seguinte.

SEÇÃO DOS NERDS

Um caso particular de coceira recorrente na região genital pode ser causado pela doença autoimune *líquen escleroso*. Ela acomete quase nove por cento de todas as mulheres em algum momento da vida – motivo suficiente para nos informarmos bem sobre o assunto! É uma condição que se desenvolve em fases e costuma surgir quando há deficiência de estrogênio, mas não necessariamente. Por motivos desconhecidos, o corpo passa a atacar a pele e a mucosa da vulva e de toda a região, destruindo as fibras elásticas. Isso desencadeia um encolhimento e um esbranquiçamento em toda a área, assim como uma coceira fortíssima – uma paciente minha disse que a coceira gerada pelo líquen escleroso é tão intensa que é como se o fungo vaginal tivesse cheirado cocaína. Os pequenos lábios se tornam cada vez menores e se fundem com os grandes lábios até que não podem mais ser distinguidos. O clitóris pode criar fibroses, chegando ao ponto de não ser mais possível puxar a pele para descobri-lo – nesse caso, falamos de "encarceramento do clitóris". A coceira, por um lado, e o processo de espessamento da pele, por outro, podem terminar por impedir as relações sexuais por completo em algum momento. Por isso o diagnóstico precoce é de extrema importância! Se você acha que pode sofrer dessa doença, deve fazer uma biópsia!

Muitas mulheres acreditam que esses sintomas, assim como as ondas de calor, são normais e simplesmente vão passar. E as propagandas de lubrificantes e cremes de tratamento vaginal reforçam o equívoco de que a pele estaria apenas "seca", precisando de "cuidados". Mas mulheres que recorrem aos cremes acabam frustradas mais cedo ou mais tarde, porque continuam sentindo dores nas relações sexuais – às vezes insuportáveis.

Muitas mulheres com 50 e poucos anos ainda gostam muito de fazer sexo com o parceiro. Estou enfatizando isso porque inúmeras me procuram após ouvirem de outras pessoas que o sexo não deveria mais ter tanta importância e serem ridicularizadas por perguntarem o que poderiam fazer para salvar sua vida sexual. Não me faltam anedotas pitorescas, como a de uma paciente a quem sugeriram que não deveria mais receber sexo oral aos 50 porque, afinal de contas, não era mais uma jovenzinha de 20 anos; ou de outra senhora a quem perguntaram por que raios ainda estava interessada em sexo se já tinha 70 anos. Não quero nem imaginar quantas mulheres ouviram em consultas médicas que deveriam simplesmente beber uma ou duas tacinhas de vinho antes das relações sexuais para não sentirem mais dor. Hoje qualquer um é capaz de entender quanto isso é problemático, mas não muito tempo atrás – até os anos 1990 – esses conselhos eram considerados úteis e adequados, e infelizmente hoje ainda são repassados sem questionamento com muita frequência.

Tratamento e prevenção da atrofia vulvovaginal

Hoje sabemos que a atrofia vaginal é real e afeta quase todas as mulheres. Mas a pergunta permanece: podemos fazer algo para preveni-la e tratá-la? Pelo bem de nossa saúde urogenital, mas também por uma vida sexual plena no futuro e pela saúde do relacionamento, eu não diria que *podemos* fazer algo, mas que *devemos*.

A primeira e mais importante medida a ser tomada é tratar regularmente a vagina e a abertura vaginal com um creme hormonal que contenha estriol, um tipo de estrogênio fraco. Esses medicamentos foram desenvolvidos para agir apenas na mucosa e não passar para o resto do corpo. O estriol nutre a vagina e a deixa lubrificada, macia e resiliente novamente. O pH volta a ficar ácido, e a comunidade de bactérias se normaliza. A pele dos pequenos lábios volta a ficar flexível, a ardência acaba e as dores durante as relações sexuais desaparecem ou diminuem significativamente. (Abordaremos o tema sexo após a menopausa mais adiante.) O uso do creme com frequência também é necessário quando já fazemos outro tipo de reposição de estrogênio, por exemplo, na forma de gel a ser aplicado na pele ou de pílula anticoncepcional. Muitas vezes a terapia sistêmica não é suficiente, mas isso vai depender da sensibilidade vaginal de cada mulher! Além disso, agora o consenso da opinião pública mundial é de que o creme de estriol também pode ser prescrito com segurança para mulheres que já tiveram um tumor hormonal, como câncer de mama – pois a quantidade de estriol que de fato entra no corpo é ínfima, muito menor que a quantidade de estrogênios produzida, por exemplo, pela própria gordura corporal ou que ingerimos ao consumir carne.

É BOM SABER!

Recapitulemos o que vimos na parte 1. O termo *estrogênios* caracteriza um grupo de substâncias que abrange três hormônios distintos: estriol, estradiol e estrona. O estriol é o mais importante para a saúde vaginal e a saúde da bexiga, enquanto o estradiol e a estrona são mais importantes para a reposição dos hormônios no corpo. (Mais informações a seguir!)

O estriol é considerado um estrogênio fraco, que pode e deve ser usado por qualquer pessoa que sofra de deficiência hormonal, até por pacientes de câncer de mama!

O tratamento com estriol também é necessário quando você já toma hormônios, porque muitas vezes eles não chegam à vagina.

Além disso, também podemos tratar a vagina com o laser de CO_2. É um procedimento relativamente indolor, desenvolvido nos Estados Unidos, em que as células das camadas superiores da mucosa são estimuladas para produzirem mais lubrificação e se multiplicarem. Isso dá início a um processo de cicatrização e de melhora na circulação. Uma sonda é inserida na vagina, que então é inteiramente tratada com o laser; e, em seguida, a abertura é tratada separadamente.

São realizadas três sessões a cada quatro ou seis semanas, e a primeira sessão já traz resultados positivos. Eu mesma trabalho com o laser em meu consultório desde 2016, e constatamos resultados realmente muito bons. Dados preliminares de estudos maiores já mostraram que tanto o creme de estriol quanto o laser de CO_2 ajudam, e que a combinação dos dois é imbatível.

Quando uma mulher com sintomas de atrofia vaginal me procura, primeiro recomendo que use o creme de estriol – sem pensar demais, toda noite durante três semanas, sem falta, para reconstruir a pele fragilizada e repor a falta de estriol. Depois o uso pode ser reduzido para três a quatro vezes na semana. A maioria dos cremes vaginais disponíveis nas farmácias vem com um aplicador bizarro de plástico. Não gosto nem um pouco desse aplicador e costumo aconselhar a minhas pacientes que o joguem fora. Em primeiro lugar, porque ele não costuma ser necessário, já que o creme deve ser usado na abertura vaginal, não nas áreas mais internas da vagina (lembre-se da grande quantidade de receptores de estrogênio na entrada da vagina). São necessários muitos, mas muitos anos de deficiência de estrogênio para que a vagina precise de creme hormonal também no fundo – e, quando é o caso, já recomendo um supositório de estrogênio de qualquer forma. Em segundo lugar, em minha humilde opinião, o aplicador impede que as mulheres mantenham a terapia de forma consistente – afinal de contas, quem quer um aplicador daqueles no banheiro, que tem que ser limpo após cada aplicação? Conheço muitas mulheres que não se identificam com ele, porque esse tipo de aplicador lembra doença e velhice e é tão sexy quanto um creme para hemorroidas. Em vez de usar o aplicador, aconselho minhas pacientes a pegar uma quantidade de creme equivalente a uma uva todas as noites e passar na abertura vaginal, na uretra, no períneo e nos pequenos lábios. E, se sobrar, o clitóris e os grandes lábios igualmente se beneficiam do creme de estriol.

O creme vaginal de estriol deve ser passado antes de dormir para fazer efeito durante a noite. Dá para ter relações sexuais após passá-lo, mas ele não serve como lubrificante. Então recomendo remover o creme com um lenço umedecido caso alguém tome a iniciativa para um romance noturno. Muitas mulheres se preocupam com a possibilidade de o homem absorver um excesso de hormônios femininos e ter algum problema a longo prazo. Mas se qualquer resquício do creme permanecer na vagina e for transferido via sexo oral, isso é inofensivo.

Contudo, às vezes a pele vaginal está tão danificada pela deficiência hormonal que não dá para passar nada nela, porque qualquer pomada ou creme arde demais. Nesse caso, recomendo primeiro reconstruir a pele com o laser de CO_2 e depois só preservar sua saúde com o creme de estriol. Mas como o tratamento com o laser de CO_2 ainda é caro, é mais que aconselhável começar a tratar com o creme precocemente, antes da piora dos sintomas.

Sempre recomendo iniciar o tratamento noturno com o creme o mais cedo possível – de preferência antes mesmo do surgimento dos sintomas! No exame ginecológico, dá para ver se já há deficiência de estrogênio, e mesmo em caso de leves mudanças, aconselho a paciente a incluir o creme de estriol em sua rotina noturna. Nesse sentido, sinto-me um pouco como os dentistas, pois vejo os problemas antes de eles se manifestarem, e é meu dever alertar as mulheres previamente e orientá-las para que cuidem da própria saúde vaginal. Na verdade, é algo bastante lógico, mas esse tipo de prevenção ainda não é muito comum. Mesmo quando identificam os primeiros sintomas da doença, a maioria dos ginecologistas raramente informa as pacientes sobre o que é atrofia vaginal e sobre o que acontece quando ela não é tratada a tempo ou prevenida. A atenção à saúde vaginal está no mesmo nível que a saúde bucal nos anos 1950. Naquela época, só íamos ao dentista quando tínhamos dor de dente, não antes, "sem motivo". Na parte 3 você descobrirá como fazer com que seu ginecologista vire um dentista.

BOX DE RESUMO

- A deficiência de estrogênio torna a pele da vagina fina e frágil.
- Com o passar do tempo, ela continua a se degradar progressivamente, o que pode gerar dores nas relações sexuais, ardência, corrimento e coceira.
- A longo prazo, possíveis consequências são o encolhimento vaginal e fissuras durante as relações sexuais.
- Estima-se que 70 a 80 por cento de todas as mulheres venham a desenvolver essa condição!
- O ginecologista consegue ver as mudanças antes que a paciente sinta os sintomas.
- Um tratamento consistente e contínuo com o creme vaginal de estriol pode ser a salvação.

Incontinência

A perda de urina ao tossir, rir, espirrar ou fazer exercícios físicos é algo muito frequente – quase 50 por cento das mulheres na pós-menopausa são afetadas por essa condição.[1] Esse tipo de incontinência é chamado de *incontinência urinária por esforço ou estresse*, porque o estresse físico exerce pressão na bexiga, por exemplo, ao tossir ou pular. Ele se diferencia da *incontinência de urgência*, que algumas de nós conhecemos quando temos uma infecção urinária desagradável: quando a vontade de fazer xixi aparece, não temos muito tempo e às vezes acabamos fazendo nas calças. Também há casos mistos e persistentes de incontinência, que podem ser especialmente complicados de tratar.

Abordaremos primeiro a incontinência urinária por estresse, porque é ela que costuma causar problemas na pós-menopausa.[2] Para entendermos a incontinência urinária por estresse, precisamos tratar de dois problemas distintos que podem causar vazamentos de urina: a fraqueza do assoalho pélvico e alguma debilidade de fundo hormonal que afeta o fechamento uretral. É possível ter os dois em graus distintos de gravidade, ou só um deles.

SEÇÃO DOS NERDS

A incontinência urinária por estresse é classificada em três estágios de gravidade:

- Estágio 1: Há uma pequena perda de urina ao tossir, rir, espirrar, levantar ou carregar objetos pesados.
- Estágio 2: Há perda de urina ao andar ou se levantar.
- Estágio 3: Há perda de urina mesmo em posição de repouso.

A incontinência já deve ser tratada a partir do estágio 1!

Comecemos com o problema mais frequente: a fraqueza do assoalho pélvico. O assoalho pélvico é uma rede de músculos que, como já diz o nome, fica na parte inferior da pelve. A bexiga fica apoiada em cima de uma camada de músculos, enquanto a uretra atravessa esses músculos para eliminar urina pelo ponto acima da abertura vaginal e abaixo do clitóris.

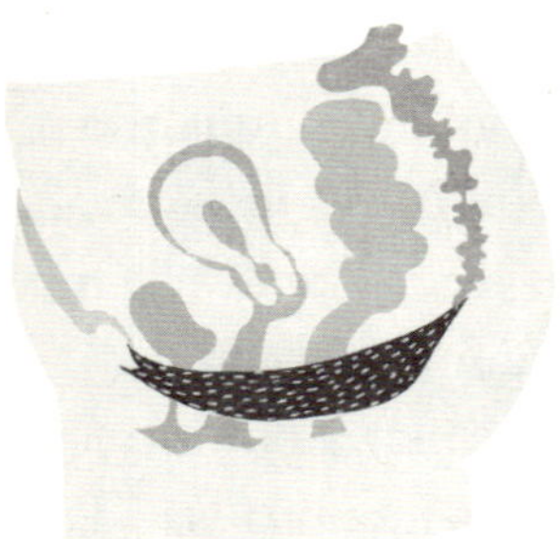

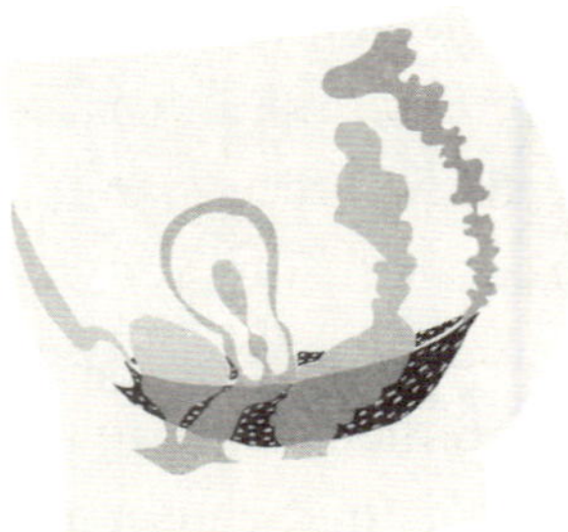

Usamos esses músculos, também chamados de músculos pubococcígeos, quando tentamos interromper o jato de urina ou segurar um absorvente interno encharcado que está tentando escapulir. (Quem trabalha em pé e não pode fazer muitos intervalos para ir ao banheiro sabe muito bem como é.) Quando está vazia, a bexiga é como uma pirâmide; e quando está cheia, lembra um pouco um figo maduro em cima da mesa, um pouco mais arredondada de um lado e um pouco mais achatada do outro.

Quando o assoalho pélvico é danificado ou esticado excessivamente, por exemplo, pelo parto, a bexiga pode "cair" e ficar apoiada na vagina – como um bumbum em cima de uma cadeira de praia muito gasta. Quando a fraqueza é muito acentuada, falamos em "prolapso de bexiga", chamado tecnicamente de *cistocele*.

Para trabalhar adequadamente, a bexiga precisa ter uma uretra de ângulo normal, bem encaixada e estável. Todo ato de segurar a urina ou eliminá-la de forma voluntária é coordenado pela interação finamente sincronizada dos músculos da bexiga, do esfíncter da uretra e de alguns nervos. Quando essa interação funciona adequadamente, a uretra continua firme e todos ficam contentes. Mas se a musculatura do assoalho pélvico e o suporte da uretra foram danificados por quaisquer fatores, a uretra se torna hipermóvel. Em outras palavras: quando é pressionada, ela afunda e fica num ângulo diferente. Assim, toda a estrutura para de funcionar direito, porque a uretra fica posicionada no local errado, impossibilitando seu fechamento adequado.

Mas o que é capaz de danificar o assoalho pélvico e o suporte da uretra? Isso pode acontecer após a gravidez. Acredita-se que o peso da criança, uma fase de expulsão longa durante o parto ou o uso da ventosa no parto assistido sejam fatores capazes de sobrecarregar e esticar demais o assoalho pélvico. Mas mesmo com bebês menores e partos tranquilos, a mulher pode ter problemas de incontinência se já tiver um tecido conjuntivo frágil. Até mesmo partos via cesárea podem provocar fraqueza do assoalho pélvico! No entanto, varia de mulher para mulher o papel do aumento do peso apoiado nessa musculatura durante a gravidez e o papel de um tecido conjuntivo já frágil.

Mais tarde, o sobrepeso piora a fraqueza do assoalho pélvico e, consequentemente, a incontinência. Uma vida inteira carregando peso também acarreta esse problema, e por essa razão costumo me referir ao prolapso de bexiga como a "doença da mulher trabalhadora". Só quem carrega peso, trabalha duro e não costuma pedir ajuda desenvolve cistocele.

Por fim, a deficiência de estrogênio também contribui para a fraqueza do assoalho pélvico. Como esse hormônio é responsável pela formação do colágeno, ele ajuda a manter a força de todas as estruturas nas quais o colágeno desempenha um papel importante, como a pele ou o tecido conjuntivo. Como todos os músculos são envoltos em tecido conjuntivo e em certa medida são suportados por ele, os do assoalho pélvico também ficam frouxos em caso de deficiência de estrogênio duradoura.

O que muitos não sabem é que mesmo com um assoalho pélvico totalmente intacto, também podemos ter problemas de incontinência caso a uretra sofra de uma deficiência de estrogênio. Para entender o porquê, é necessário saber que a parte inferior da vagina e a uretra têm muitos receptores de hormônios, ou seja, pontos de ancoragem de estrogênio. Aliás, a parede da bexiga também! Quando os níveis hormonais caem, essas estruturas são impactadas e vazamentos ocorrem.

Especificamente o anel muscular da uretra, que bloqueia a bexiga 24 horas por dia e só relaxa para fazermos xixi, também é afetado pela deficiência hormonal e fica frouxo, como outros músculos no corpo. Com o tempo, a uretra não consegue mais suportar o aumento da pressão no abdômen quando a pessoa tosse, espirra ou carrega algo pesado, por exemplo, e um pouco de urina acaba escapando para a calcinha.

É BOM SABER!

A incontinência urinária por estresse – ou seja, o escape de urina ao rir, tossir ou espirrar – pode ocorrer tanto em função de um assoalho pélvico fraco quanto por deficiências hormonais na vagina! A uretra, assim como a vagina, depende do estrogênio para exercer sua função perfeitamente. Muitas vezes, a principal causa da incontinência é um problema com a vedação da uretra em consequência de uma deficiência hormonal, não uma musculatura fraca!

Outra forma de incontinência é a incontinência de urgência. Nesse caso, a bexiga se transforma em um tirano e, como um déspota com tolerância zero e nem um pingo de paciência, ordena ao menor sinal de que está cheia: Vá ao banheiro! Agora! E três... dois... um... Tarde demais, a pessoa já fez xixi nas calças.

Mulheres que sofrem dessa condição sempre sabem onde fica o banheiro mais próximo e tomam cuidado para não beber um grande volume de líquido, especialmente quando estão planejando sair para fazer compras ou passear. Essas mulheres têm muita dificuldade de planejar saídas mais longas ou viagens em que nem sempre há um banheiro imediatamente à disposição. A incontinência de urgência não é brincadeira, porque realmente pode levar a pessoa a se isolar do mundo.

Nos últimos anos, a medicina avançou muito na compreensão da incontinência de urgência. Durante um bom tempo, o desafio era descobrir por que a bexiga fazia o que bem entendia, sem se preocupar se havia um banheiro por perto ou se a situação era conveniente. Por isso a incontinência de urgência costumava ser atribuída a um erro na transmissão nervosa ou a uma hiperatividade do músculo da bexiga. Atualmente, descobriu-se que o revestimento interno da bexiga – chamada urotélio – não só é uma simpática camada de células que armazena a urina como forma uma rede que se comunica com os neurônios.[3,4] O urotélio é inteligente! Quando superestimulado por impulsos mecânicos (quando a bexiga está cheia) ou por estímulos químicos/irritativos (quando há muitos micróbios lá dentro), ele se comunica com o sistema nervoso da bexiga, gerando contrações na musculatura. De uma perspectiva médico-histórica, durante muito tempo a urina foi considerada estéril, ou seja, com níveis extremamente baixos de bactérias. Mas as novas técnicas de sequenciamento genético descobriram seres vivos que até então passavam despercebidos pelo radar do exame de urina. Assim, foi possível constatar que famílias inteiras de flora podem viver pacificamente na bexiga, bactérias semelhantes ao plâncton que aparece no Bob Esponja,[5] e que qualquer alteração nessa microflora pode ter um papel relevante em infecções ou na contração autônoma da bexiga.[6,7]

SEÇÃO DOS NERDS

Algumas mulheres sofrem da chamada síndrome da bexiga hiperativa (SBH). Fazer xixi até sete vezes ao dia é considerado normal – pacientes com uma bexiga hiperativa costumam ir ao banheiro uma ou até várias vezes por hora. Essa síndrome pode estar ligada à incontinência, mas não necessariamente. Uma suspeita é que essa condição seja decorrente de uma hipersensibilidade do urotélio.

Quando uma infecção prolongada ou alguma alteração na flora microbiana da bexiga irrita permanentemente o urotélio, ocorre a incontinência de urgência.

Atualmente também sabemos que a flora da bexiga é influenciada pela flora da vagina – quando nossas bactérias amigáveis, os lactobacilos da vagina, estão em menor número, por exemplo. Esses lactobacilos também parecem estar presentes na bexiga, fazendo parte de seu habitat natural.[8] Agora sabemos que uma flora vaginal saudável precisa de estrogênio em quantidade suficiente. Com o tempo, a medicina deverá desenvolver uma compreensão mais abrangente do mundo das bactérias naturais da bexiga, que provavelmente têm um papel-chave na incontinência de urgência.[9]

É BOM SABER!

Também existem formas específicas de incontinência. Algumas mulheres só têm escape de urina quando se levantam ou se inclinam. Outras só perdem urina à noite ou quando fazem sexo – sendo que, nesse caso, muitos estudos não fizeram a devida distinção da lendária ejaculação feminina. Muitas mulheres só têm sua primeira ejaculação na meia-idade e acreditam ser urina. Mas será que é? Não sabemos caso a caso, mas uma coisa é certa: sexo de qualidade deixa manchas!

Muitas mulheres sofrem de uma forma mista de incontinência que começa se manifestando como incontinência por estresse e depois é acompanhada de uma incontinência de urgência. Esse fenômeno é chamado de *incontinência urinária mista*. Como podemos imaginar, nesse caso é necessária uma abordagem em múltiplos níveis para resolver a questão.

Acho que entre os maiores problemas que cercam a incontinência estão o estigma e a vergonha que a acompanham. Muitas pacientes preferem manter essa condição em segredo por acreditarem que não há muito a ser feito para combatê-la. Imaginam que é um sintoma normal da velhice. Mas, na verdade, muito pode ser feito!

A terapia varia de acordo com a causa do problema. O treinamento dos músculos do assoalho pélvico, por exemplo, só ajuda quando essa é a única causa do problema. De acordo com minha experiência, este é um grande mal-entendido: muitas mulheres acreditam que só sofrem de escape de urina porque não fizeram os exercícios de Kegel com consistência após o parto. Como somos rápidas em nos culpar por tudo! Precisamos ter ciência de que o ginecologista "comum" não costuma ter preparo suficiente para solucionar todos os problemas de incontinência.

Até aprendemos e ouvimos falar em tudo, mas, para ser especialista em um assunto, é necessária uma formação profunda.

Portanto, nesse caso é preciso procurar um uroginecologista ou urologista – esses são os profissionais certos quando o assunto é xixi! Eles são capazes de investigar o problema a fundo e prescrever medicamentos ou outras terapias, como fisioterapia para o assoalho pélvico. Nesse contexto, recomendo fortemente que você procure um profissional especialista em assoalho pélvico, porque ele se tornará seu parceiro na reabilitação de seu assoalho pélvico. Esses fisioterapeutas têm um vasto conhecimento sobre o assoalho pélvico e uma compreensão profunda de sua dinâmica – algo que vai muito além do conteúdo dos cursos de recuperação pós-parto. Muitos também oferecem cursos online! Vale a pena fazer uma pesquisa na internet.

Seu uroginecologista ou urologista tem outros truques na manga para lhe recomendar. Se o seu problema de incontinência é causado por uma deficiência de estriol, por exemplo, o uso regular de um creme vaginal já ajudará bastante. Como muitas mulheres sofrem de atrofia vaginal antes de vir a desenvolver incontinência anos depois, o creme de estriol mata dois coelhos com uma cajadada só. E ele pode ser prescrito por seu ginecologista de rotina.

Também existem cirurgias para corrigir a incontinência urinária por estresse, como a colocação de um *sling* em volta da uretra. Verifique com seu uroginecologista se essa poderia ser uma boa opção para você. Porém, de forma geral, devemos ser cautelosos em relação a operações, principalmente aquelas que têm como objetivo tonificar um assoalho pélvico flácido. O intuito dessas cirurgias não é tratar a incontinência em si; elas servem, na verdade, para tratar prolapso grave da bexiga ou do reto.

O que você pode fazer por conta própria para melhorar sua consciência corporal da região do assoalho pélvico é comprar os chamados cones vaginais, pesos que são introduzidos na vagina e têm uma superfície muito lisinha. Seu trabalho é tentar segurá-los lá dentro. Quando consegue, você passa para a categoria de peso seguinte. A grande vantagem é que podemos comprá-los facilmente e ter acesso constante a um feedback sobre nosso nível de força atual. Por isso esses cones são muito bons para desenvolver nossa consciência corporal. Já as bolas de pompoarismo são inúteis. São bolinhas do tamanho de bolas de golfe que são introduzidas na vagina, mas, da perspectiva da fisioterapia, não fazem o menor sentido, porque a vagina envolve a bola mas a musculatura do assoalho pélvico não é desafiada.

CAÇADORES DE MITOS

Bolas de pompoarismo não ajudam a tratar nem a incontinência nem a fraqueza do assoalho pélvico. Fique longe delas!

Outra questão que pode influenciar o problema da incontinência é o peso corporal. Vale a pena perder aqueles quilinhos a mais, pois já sabemos que uma redução de três a cinco por cento no peso corporal pode gerar uma melhora de até 50 por cento da incontinência urinária por estresse.[10]

Já quem sofre de incontinência de urgência pode se beneficiar de uma terapia que inclua a aplicação de estriol na vagina. Mas às vezes também é necessário tomar medicamentos para tratar a bexiga hiperativa ou fazer uma recuperação da flora da bexiga. O tratamento com botox também conquistou seu lugar no repertório do uroginecologista – e há um bom motivo para isso! Poucas coisas são mais efetivas e inofensivas que a toxina botulínica. Vale a pena se livrar de eventuais preconceitos contra a famosa "neurotoxina" e se abrir para os avanços da medicina.

O tratamento da incontinência urinária mista costuma ser feito em vários níveis e individualmente. Às vezes é necessário registrar em um diário a frequência da micção e a quantidade de líquidos ingerida. Outras vezes é preciso se concentrar também em outros aspectos, como o peso corporal ou a consciência do assoalho pélvico para reaprender a usar os músculos da forma correta. Resumindo: a incontinência de urgência e a incontinência mista precisam ser tratadas de forma multidisciplinar – com o auxílio do uroginecologista, do urologista e da fisioterapia.

Em todo caso, é preciso persistir para resolver a incontinência, independentemente dos passos necessários! Muitas mulheres desistem cedo demais, se rendem ao que consideram ser um destino inevitável e se conformam em passar o resto da vida usando roupa íntima absorvente. Na-na-ni-na-não! Sua saúde merece que você não se dê por vencida. É importante explorar todas as possibilidades antes de jogar a toalha. A incontinência leva muitas mulheres a se sentir velhas e, ao lado da demência, esse é um dos principais motivos para que os idosos sejam abrigados em casas de repouso mais tarde. Os lares de idosos estão cheios de mulheres que não tinham alternativa ou simplesmente aceitaram a incontinência em silêncio, sem nunca pedir ajuda a ninguém. Mas como você é uma mulher moderna e ainda por cima inteligente, escolherá a prevenção – a segunda metade da vida é maravilhosa demais para ter incontinência! E ficamos mais bonitas vestindo uma calcinha sexy de renda do que uma calcinha absorvente descartável, não é?

BOX DE RESUMO

- Estima-se que 50 por cento das mulheres na pós-menopausa desenvolvam incontinência urinária por estresse em razão de deficiências hormonais – o que significa que deixam escapar urina ao tossir, rir ou espirrar.
- Um assoalho pélvico fraco pode ser uma das causas.
- Distinguimos a incontinência urinária por estresse da incontinência de urgência, na qual, ao sentir vontade de urinar, a pessoa tem poucos segundos para encontrar um banheiro antes de fazer xixi nas calças. Esse tipo de incontinência é frequentemente ocasionado por uma irritação crônica da uretra, causada por bactérias.
- No caso de incontinência urinária mista, a pessoa tem as duas formas.
- Toda incontinência pode ser combatida e deve ser tratada precocemente!

Fim da linha?

Agora abordaremos um assunto que algumas pessoas nem sabem que existe: sexo depois da meia-idade. Em nossa sociedade, o sexo parece ser algo restrito a pessoas jovens e em boa forma. Muitas adolescentes que atendo no consultório ficam ligeiramente chocadas ao descobrir que nós, das antigas, ainda curtimos fazer sexo. Afinal, não abandonamos o sexo assim que fazemos 50 anos ou começamos a notar os primeiros pelos pubianos brancos. Fomos nós que inventamos o sexo no carro ou depois da festa universitária nos anos 1980 e ainda o aperfeiçoamos ao longo dos anos. Faremos de tudo para manter nossa conquista!

Mas o que realmente nos espera depois da última menstruação e da última embalagem de absorventes – para todo o sempre? Ouvimos falar em libido oscilante, fim da libido, mas também em libido em chamas, homens com disfunção erétil e casamentos sem sexo. Onde encontrar informações confiáveis? Quem tem as respostas que buscamos? Não faltam estudos pelo mundo afora sobre sexo na velhice, mas as diferenças entre eles são enormes. Alguns estudos trabalharam com um grupo de pacientes entre 45 e 55 anos (o que confirma o rumor de que fazer sexo na velhice é uma curiosidade científica), outros estudaram e interrogaram pacientes entre 58 e 80 anos. Existem inclusive estudos sobre sexo em casas de repouso! Nas pesquisas sobre o tema, percebi que há grandes diferenças culturais entre os estudos – tanto nos resultados quanto no tipo de pergunta feita aos participantes. Por isso não é tão simples comparar estudos internacionais, especialmente os desenvolvidos em culturas que têm uma postura de menor abertura em relação à sexualidade. Um grupo de estudos indiano, por exemplo, será interrogado de uma forma distinta que um grupo francês. E as respostas também são tão diversas quanto o mundo. Um estudo chinês descobriu, por exemplo, que as mulheres encaram a perda da libido como uma consequência inevitável da menopausa e que estariam de acordo com um eventual divórcio que resultasse disso.[11]

Ou seja, a resposta curta é: depende. Mas a resposta detalhada será analisada adiante.

Nossa vida sexual na segunda metade da vida parece ser influenciada por três fatores cruciais:

- nosso estado de saúde e/ou do parceiro ou da parceira,
- nossa postura em relação ao sexo na segunda metade da vida,
- nossa situação hormonal após a menopausa.

O primeiro fator não é nenhuma surpresa se refletirmos um pouco. Pessoas com doenças crônicas fazem menos sexo que pessoas que não sofrem de artrose, diabetes ou hipertensão arterial. Depressão, incontinência e dores crônicas também caem nessa categoria, assim como situações de estresse psicológico. Os resultados de outro estudo mostram que, na velhice, pessoas mais pobres e com preocupações financeiras têm menos interesse em fazer sexo que pessoas com uma aposentadoria estável e segurança financeira.

Outro fator crucial para a sexualidade após a menopausa é a postura que a pessoa tinha em relação ao sexo antes da menopausa. Se o sexo sempre foi visto como uma obrigação ou tarefa, é claro que será a primeira coisa da qual a pessoa abrirá mão quando ela ou o parceiro tiver problemas de saúde.[12]

Também é compreensível o fato de a atividade sexual de ambos os sexos diminuir a partir dos 50 anos, mais no caso das mulheres que dos homens. Isso pode acontecer porque muitas mulheres se tornam viúvas a partir de certa idade, já que até hoje os homens têm uma expectativa de vida mais curta. Outro motivo é o fato de muitas mulheres sentirem dores durante as relações sexuais por causa da mucosa da vagina fragilizada.

Além disso, no tocante à pós-menopausa, observou-se que mulheres com um nível de instrução mais alto têm uma resposta mais positiva às iniciativas sexuais dos parceiros[13] e que existe uma correlação positiva entre o prazer no sexo e a atividade profissional das mulheres.[14]

MENTIRA SOBRE O SEXO Nº 1:

Mulheres a partir dos 50 não querem mais fazer sexo e ficam felizes quando ele "chega ao fim"

Um estudo francês muito interessante analisou as preferências sexuais de mulheres na perimenopausa e na pós-menopausa. Constatou-se que muitas mulheres de 50 anos ou mais ainda fazem sexo na mesma frequência que faziam antes e que, além da penetração, mantêm o mesmo repertório anterior de práticas sexuais. Mas, ao serem perguntadas se uma abstinência sexual de três meses seria um problema para o relacionamento, as mulheres de menos de 50 anos responderam afirmativamente, assim como as mulheres de 50 ou mais *que faziam reposição hormonal*; apenas as mulheres de 50 anos ou mais *que não tomavam nenhum hormônio* disseram que três meses sem sexo não abalariam o relacionamento.[15] Parece que os níveis hormonais influenciam a forma como avaliamos o sexo! Muitos estudos já demonstraram que a reposição hormonal de mulheres na pós-menopausa tem um efeito positivo na sexualidade.[16]

MENTIRA SOBRE O SEXO Nº 2:

Pessoas mais velhas não curtem mais fazer sexo

Um estudo australiano resumiu bem a questão: a sexualidade da mulher permanece fluida – apesar de todas as adversidades – mesmo após a menopausa, não sendo de forma alguma imutável. Nada é preto no branco! A pessoa não é ou assexual ou uma "senhorinha sexy". O contexto desempenha um papel muito importante. Faz diferença o estado do relacionamento, a forma como a pessoa se sente, se ela acabou de se separar ou de se apaixonar por alguém. Na verdade, a definição sobre o que seria sexo também não é esclarecida em todas as pesquisas. Muitos só consideram sexo de verdade o ato com penetração. Se essa parte não dá certo porque a mulher está sentindo dor ou porque o homem não consegue manter a ereção, muitos consideram que foi um "fracasso sexual". Isso está errado! Em muitas pesquisas, mulheres idosas declararam que gostam de se masturbar e fazer sexo oral – muitas vezes mesmo após os 70 anos![17] Um dos maiores problemas ainda é a educação sexual repressiva das gerações anteriores, e muitas mulheres mais velhas têm vergonha de falar sobre o assunto, mesmo entre mulheres. É algo que sempre observo no consultório. Muitas das minhas pacientes não têm com quem falar sobre esse tema. Suas conhecidas ou amigas dizem que não têm nenhum problema sexual, que o sexo não tem mais importância e que elas estão felizes com isso. Porém, a maioria das mulheres gostaria de receber mais informações sobre o sexo na terceira idade e se sente abandonada pelos médicos e pela sociedade nesse aspecto.

No entanto, sabemos que a sexualidade desempenha um papel crucial na manutenção da saúde genital. Quanto mais sexo fazemos, mais macia, lubrificada e bem suprida de sangue a vagina fica. Nesse caso, vale o ditado: o que você não usa atrofia! Mulheres que mantêm uma vida sexual ativa têm muito menos problemas vaginais e continuam se sentindo bem com o próprio corpo. Acho muito triste quando pacientes, às vezes de 53 anos, dizem que o sexo não tem mais nenhum papel em sua vida. Em geral elas não parecem cheias de vida, mas abatidas e resignadas. Eu adoraria enviar-lhes uma fada madrinha ou um gênio da lâmpada sarado, com o abdômen definido, para realizar todos os seus desejos – qualquer coisa que as levasse a recuperar o brilho.

MENTIRA SOBRE O SEXO Nº 3:

Sexo é como andar de bicicleta... mesmo após os 50

Então o que você pode fazer para manter sua vida sexual firme e forte? Para além da reposição hormonal adequada (que abordaremos mais adiante) e de um estilo de vida saudável, é importante permanecer sexualmente ativa. Seja com seu marido, sua esposa ou consigo mesma. No consultório, faço aconselhamento sobre brinquedos sexuais para as mulheres mais velhas! Acredito que toda casa bem-equipada precisa ter um vibrador, e se você quer continuar fazendo sexo, aí mesmo é que isso é imprescindível. O mundo dos brinquedos sexuais avançou substancialmente desde os anos 1980! Os pênis de borracha cor de pele com veias saltadas e testículos enormes ficaram no passado (será que alguém realmente sentia tesão naquilo?). Os brinquedos modernos são muito mais impressionantes, com superfícies lisas e vibrações suaves ou movimentos de sucção no clitóris – altamente recomendáveis!

Também existem vibradores menores e mais finos. São os que recomendo às mulheres na pós-menopausa que desejam retomar a vida sexual após um longo período de abstinência – é recomendável que primeiro treinem com um vibrador em casa, em uma espécie de "ensaio", antes de estrearem o novo parceiro. Muitas que fazem sexo pela primeira vez depois de muitos anos ficam chocadas e decepcionadas se sentem dor.

Mas isso é muito compreensível, especialmente quando a vagina permaneceu por um bom tempo com deficiências hormonais. Nesse caso, a atrofia vaginal deve ter se desenvolvido ao longo dos anos e a abertura pode estar muito reduzida. Da mesma forma que nunca pediríamos a alguém que passou anos na cadeira de rodas e está reaprendendo a andar que passe o sábado inteiro fazendo compras no shopping, você não pode exigir de sua vagina que ela tenha um desempenho perfeito depois de anos de abstinência. Pode dar certo, mas você também pode acabar cheia de dor e decepção.

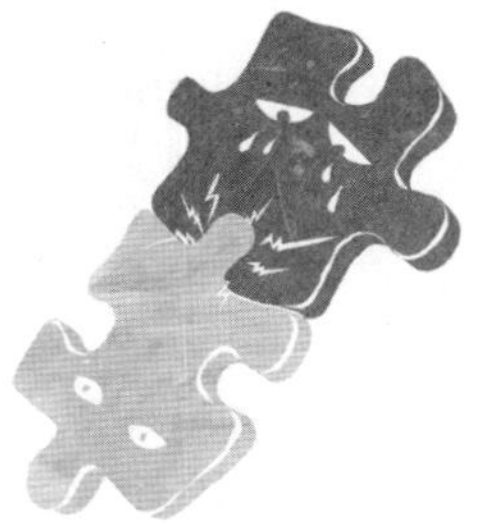

É BOM SABER!

Quem já está na pós-menopausa há alguns anos pode ter uma surpresa dolorosa ao tentar fazer sexo novamente após um longo tempo de abstinência – a pele vaginal sensibilizada pode doer muito!

A aplicação diária de um creme de estriol já dá resultados positivos depois de três semanas, por isso é crucial discutir o assunto com seu ginecologista com certa antecedência! Ele pode ajudar você a deixar sua vagina em forma novamente para seu grande retorno aos palcos.

Portanto, conhecimento e uma preparação adequada são a chave para a retomada bem-sucedida da vida sexual. Para ter certeza de como está a situação de sua vagina antes de fazer sexo, peça ajuda a seu ginecologista. Ele pode lhe dizer se é melhor nutrir a pele da vagina com um creme de estriol por duas a três semanas antes de estreá-la com o novo parceiro.

Para renovar a pele vaginal e deixá-la lubrificada e flexível novamente, também recomendo fortemente três sessões do laser de CO_2 vaginal, do qual já falamos na seção sobre a vagina. Em estudos mais recentes constatou-se que cremes de estriol locais ajudam a combater a atrofia e o laser deixa a pele lubrificada e macia novamente. De acordo com minha experiência, o tratamento com o laser pode garantir que o quarto do casal deixe de ser um marasmo – e o parceiro deverá estar preparado para uma parceira que recuperou algo essencial.

E quando o problema não é a pele da vagina ou a secura, mas a sensação de que a vagina ficou frouxa e não envolve mais o pênis com tanta firmeza, de forma que a pessoa não tem mais tanto prazer durante o sexo? A flacidez vaginal é um problema que a medicina praticamente nunca abordou. A idade, por um lado, e a deficiência de estriol, por outro, podem fazer com que a vagina simplesmente não seja mais tão apertada como aos 30 anos e que não sintamos o pênis tão bem quanto antes. O parceiro também pode sentir algo assim. Tudo isso abriu uma brecha para todo um mercado de processos duvidosos para tonificar a vagina: ovos de jade, veneno de vespa, pasta de dentes na vagina – já ouvi de tudo, acredite.

Alguns métodos podem ajudar um pouco, como o treinamento dos músculos do assoalho pélvico, yoga com mobilização do assoalho pélvico ou Pilates. O laser de CO_2 ou o tratamento de radiofrequência também podem ajudar. Mas algo muito mais simples pode surtir um bom resultado: o anel peniano. Como a qualidade da ereção também piora com a idade, a utilização de um anel peniano auxilia nesse sentido, já que a circunferência do pênis aumenta após algum tempo de uso. Isso pode ser uma grande ajuda para sentir o dito cujo mais intensamente!

Mesmo que estas linhas deem a impressão de que precisamos de um fisioterapeuta, uma farmácia e um sex shop para fazermos sexo de qualidade após os 50, tudo isso vale a pena – para a psique, o relacionamento e o gosto pela vida. E enquanto passamos creme hormonal, fazemos exercícios para o assoalho pélvico e mantemos nossa vida sexual acesa com brinquedinhos, o homem pode contribuir com um simples anel peniano. Por que não? Sexo e intimidade são importantes e requerem um trabalho em conjunto do casal!

BOX DE RESUMO

- A sexualidade não está restrita aos jovens, pois promove a vitalidade e é saudável.
- Pessoas mais velhas têm uma vida sexual mais ativa do que imaginamos.
- Após períodos mais longos de abstinência, um pouco de preparação pode transformar uma noite ruim num sexo prazeroso – por exemplo, com a aplicação de um creme de estriol, exercícios com o vibrador ou o uso de um anel peniano.

Dores articulares

Uma aparência envelhecida é algo que, em certa medida, podemos combater se desejarmos. Mas *sentir-se* velha são outros quinhentos. E ninguém se sente mais velho que alguém que passa o dia inteiro sentindo dor. Quando a pessoa se sente enferrujada e as articulações estalam quando ela sobe escadas, é difícil não se entregar a pensamentos negativos.

Dores crônicas, musculares e articulares, são um problema enorme e bastante subestimado que atinge praticamente metade das mulheres na menopausa.[18]

Porém muitas mulheres não falam sobre isso com o ginecologista porque simplesmente não imaginam que esse seja um sintoma típico da menopausa. A chamada artralgia associada à menopausa é caracterizada por dores musculares e articulares e é inclusive um dos principais sintomas da menopausa em 21 por cento das mulheres, ainda mais comum que as ondas de calor![19] E essas dores são potencializadas pela privação de sono, pelas oscilações de humor e pelas ondas de calor.

É BOM SABER!

Para muitas mulheres, as dores musculares e articulares são o principal sintoma da menopausa, não as ondas de calor!

Existem receptores de estrogênio em quase todas as partes do nosso corpo, e eles também estão presentes em abundância nos ligamentos, articulações, cartilagens e ossos. Sobretudo as cartilagens ficam mais resistentes sob a influência do estrogênio. Por isso sentimos dores articulares e musculares na menopausa.

Além disso, o estrogênio tem qualidades anti-inflamatórias e suprime – muito, muito levemente – o sistema imunológico. É por isso que temos quantidades enormes dele no corpo durante a gravidez. Afinal, estamos carregando dentro de nós "um corpo estranho" na forma de um bebê. Também há receptores de estrogênio em todo o sistema nervoso e, por essa razão, a presença de estrogênio torna as mulheres menos sensíveis à dor (finalmente está explicado por que os homens vão à emergência por qualquer dodoizinho).

Mulheres que tiveram câncer de mama e precisam tomar comprimidos especiais para interromper a produção de estrogênio, os chamados inibidores de aromatase, relatam dores nos ossos que podem ser extremas a ponto de levá-las a parar por conta própria de tomar os comprimidos – mesmo correndo o risco de o câncer voltar. Com certeza essa não é uma decisão fácil para quem já teve câncer. E a grande perda de qualidade de vida? Sinceramente, não faço nenhum sermão para pacientes de câncer por causa disso.

Outro diagnóstico muito frequente na transição da perimenopausa é a fibromialgia, que se caracteriza por uma dor difusa na nuca, nos ombros, nas costas e na pelve. Tipicamente, as mulheres nessa fase têm um sono de pior qualidade ou aparentemente não dormem tão mal assim, mas se sentem muito cansadas ao acordar. Com frequência, também sofrem de outras condições, como enxaqueca, fortes cólicas menstruais ou problemas de memória. A fibromialgia é um diagnóstico de exclusão, o que significa que não existem testes ou exames capazes de apontar a doença, e quem sofre dela precisa procurar um especialista, porque as dores articulares que ela causa são muito debilitantes.

Outras duas doenças articulares acometem mulheres, e devemos identificá-las o mais cedo possível: a artrose e a artrite. Ambas começam com "a" e soam de modo parecido, por isso são confundidas com frequência, até mesmo pelos médicos.

A artrose é a forma mais frequente de doença articular, e o risco de uma mulher desenvolvê-la em algum momento da vida está entre 25 e 49 por cento.[20] Trata-se do desgaste das articulações, sendo que, em geral, falta a cartilagem protetora, e as superfícies articulares se chocam umas nas outras. As mulheres perdem cartilagem com uma facilidade quatro vezes maior que os homens![21] A parte do corpo mais afetada são os joelhos, seguidos do quadril e das mãos. Apesar de não sabermos exatamente o que causa a artrose, os estrogênios parecem ter um efeito de proteção contra a doença, porque as cartilagens, como tantas outras partes do corpo feminino, têm receptores de estrogênio. Em um estudo com animais, os pesquisadores constataram que ratas cujos ovários tinham sido removidos desenvolveram artrose dos joelhos ou tiveram o quadro piorado quando já sofriam da condição.[22] Pessoas com artrose precisam de um acompanhamento especial, sobretudo com exercícios físicos. Antigamente acreditava-se que as articulações afetadas deveriam ser poupadas, mas hoje sabemos que o movimento é a chave para a manutenção da mobilidade. Não há nenhum remédio ou erva capaz de combater a artrose; mas é certo que os estrogênios têm influência no quadro, como demonstrou o grande estudo sobre hormônios Women's Health Initiative (WHI).[23]

Outra grande doença articular que começa com "a" é a artrite, geralmente chamada de artrite reumatoide (AR), ou reumatismo. É uma forma clássica de doença articular inflamatória que é autoimune e afeta três vezes mais mulheres que homens. A doença surge entre os 35 e os 55 anos, com muita frequência junto dos primeiros sintomas da perimenopausa.[24,25] Muitos fatores genéticos parecem ter um papel importante, mas, assim como várias outras doenças reumáticas, a AR ainda levanta muitas dúvidas. De qualquer forma, o diagnóstico precoce é crucial para prevenir danos articulares.

Por fim, podemos concluir que dores musculares e articulares são frequentes em mulheres e podem surgir ou piorar na perimenopausa. Ainda não há recomendações concretas das associações especializadas a respeito do uso da terapia de reposição hormonal para tratar as dores articulares especificamente, mas, na minha opinião, vale a tentativa, justamente porque as dores afetam muito a nossa qualidade de vida. Por isso, no início das dores, eu prescreveria uma reposição hormonal de baixa dosagem e observaria eventuais mudanças. As recomendações podem mudar, então prefiro me orientar pelos resultados, porque a cura sempre tem razão.

BOX DE RESUMO

- Dores articulares e, como consequência tardia, doenças articulares são consequências subestimadas da deficiência hormonal.
- Quase 21 por cento das mulheres na perimenopausa sentem dores articulares como sintoma principal da menopausa!
- Fibromialgia, artrose e artrite reumatoide com frequência surgem na perimenopausa e na pós-menopausa.
- Exercícios físicos e acompanhamento médico são essenciais!

Névoa mental e outros lapsos mentais

Outro segredo da ciência que infelizmente ainda continua bem guardado é o efeito do estrogênio no cérebro. Querida leitora, há décadas já sabemos que o estrogênio desempenha um importante papel no sistema nervoso, influenciando o desempenho do cérebro em nível molecular, especialmente nas áreas do aprendizado e da memória. A quantidade de pesquisas sobre o assunto me impressionou, mas a maioria não ganhou a atenção do público por um motivo simples. A maior parte desses estudos foi feita em ratas. Ainda que os resultados sejam evidentes e sejam repetíveis em inúmeros testes, até agora não dispomos dos métodos científicos concretos para saber se seus achados podem ser transpostos às mulheres sem adaptações. Ainda assim, os resultados são tão convincentes que impulsionaram inúmeros estudos sobre os níveis hormonais da mulher e sua ligação com o desempenho cognitivo. Concretamente, a principal pergunta era se o desempenho da massa cinzenta da mulher era o mesmo em estado de equilíbrio e de privação hormonal – em relação ao aprendizado e à memória. Analisaremos o resultado dos testes em mulheres e em ratas. Convido você a vestir um jaleco de laboratório imaginário e fazer uma pequena viagem científica comigo. Vai valer a pena, porque quero mandar pelos ares a crença de que a perda de memória e o declínio do desempenho mental são um destino natural para todas nós.

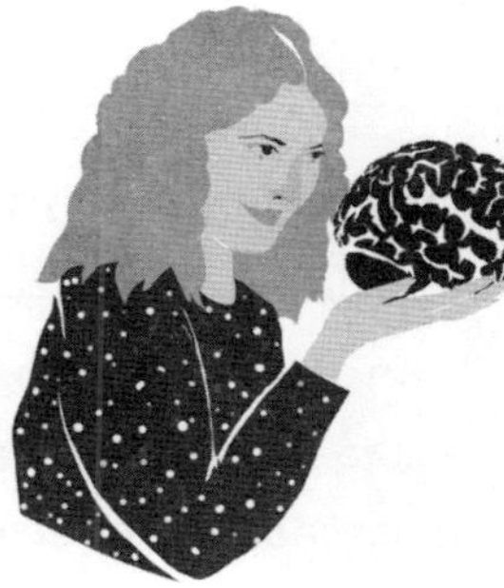

CAÇADORES DE MITOS

Perda de memória e declínio mental não são inevitáveis com a idade! O beta estradiol, a forma mais ativa dos estrogênios naturais, melhora o desempenho cerebral tanto em testes em animais quanto em humanos e tem um efeito protetor contra a demência.

Os estudos mais comuns com ratas envolvem resolução de problemas ou testes com sistemas de recompensa em labirintos. Nesse caso, há trajetos padronizados em que uma rata tem que nadar na água ou memorizar determinadas características do labirinto para receber uma recompensa, como um biscoito de arroz ou alguns flocos de cereais.

Em primeiro lugar, precisamos entender que as ratas, assim como as humanas, têm um ciclo, mas o delas é dividido em quatro fases: proestro, estro, metaestro e diestro. O estro é a fase do cio, na qual ocorre a ovulação e o pico do nível de estrogênio. Com base nesse conhecimento, muitos cientistas fizeram experimentos com ratas para avaliar seu aprendizado e sua memorização de acordo com as distintas fases e o dia do ciclo. Assim, foi possível comprovar diferenças no comportamento de aprendizagem dependendo do nível de estradiol que circulava na corrente sanguínea. Em seguida se avaliou como se saíam nos testes as ratas cujos ovários tinham sido removidos, para colocá-las numa pós-menopausa artificial. Seu desempenho foi nitidamente inferior, mas quando recebiam estradiol o desempenho no labirinto melhorava e elas conseguiam chegar aos flocos de cereais.

SEÇÃO DOS NERDS

É consenso científico faz tempo: o estrogênio é uma substância potente cujo papel no sistema nervoso das mulheres foi muito subestimado no passado. Trata-se de um hormônio esteroide, o que faz com que ele seja capaz de penetrar no núcleo das células, já que consegue atravessar facilmente a membrana – da mesma forma que o café consegue passar pelo filtro. Uma vez lá dentro, o estrogênio desencadeia uma série de processos de produção de várias proteínas. Essas substâncias, por sua vez, têm diversas funções que geram microprocessos na célula e, no caso dos neurônios, fazem com que se comuniquem melhor uns com os outros. Apenas nos testes com as ratas já foi possível constatar que o número e a densidade das sinapses aumentaram significativamente por influência do estrogênio.[26]

Mais interessante ainda foi observar que, no que diz respeito ao aprendizado e à memorização de informações, cada vez mais sinapses novas e pequenas – chamadas *espinhas dendríticas* – se formaram nas células nervosas. Elas são responsáveis pelo recebimento de informações e impulsos. Muitos estudos científicos encontraram uma nítida correlação entre a memória e as espinhas dendríticas. Por exemplo, quando os pesquisadores deram estrogênio para ratas cujos ovários tinham sido removidos, a memória delas melhorou e a densidade das espinhas dendríticas aumentou, conforme observaram pelo microscópio eletrônico.[27]

Além disso, estudos descobriram que o estrogênio também é produzido diretamente no cérebro. Isso lançou um olhar completamente novo sobre esse hormônio, que, além de suas funções como hormônio sexual, parece ter uma vida secreta no cérebro como neuromodulador, ou seja, como uma substância que também ajuda a moldar processos em nível neuronal.[28] Em testes em animais, o nível de estrogênio no hipocampo, ou seja, na parte do cérebro responsável pela memória, é até quarenta vezes (!) maior que na circulação sanguínea. Isso sugere que o estrogênio tem uma missão especial a cumprir no sistema nervoso e, em especial, na área de "aprendizado e memória".[29] Outros estudos interessantes evidenciaram que o estrogênio no cérebro parece proteger do estresse crônico e que a deficiência desse hormônio compromete a memória.[30]

Outra parte da pesquisa comparou o desempenho cognitivo entre pessoas de sexos diferentes. O resultado foi: homens se saem melhor em tarefas que testam as habilidades espaciais, e mulheres, em tarefas verbais que avaliam a linguagem, a gramática e a escrita.[31] No caso de mulheres que têm um defeito genético congênito e, consequentemente, produzem mais testosterona, alguns estudos constataram atributos de aprendizado mais tipicamente masculinos, como a capacidade de memorização espacial. Portanto, é possível que haja alguma verdade no clichê de que homens estacionam melhor, mas não sabem se comunicar.

Um aspecto importante das diferenças sexuais na função cerebral fica evidente quando observamos a distribuição dos tipos de demência. Mulheres têm maior propensão a desenvolver a doença de Alzheimer, enquanto homens são mais diagnosticados com a doença de Parkinson.[32] Contudo, com frequência ignoramos o fato de a maioria dos estudos até hoje não envolver ambos os sexos. Por isso é provável que os cientistas ainda precisem fazer muitas pesquisas para ter dados mais concretos sobre o assunto.

Outro obstáculo na pesquisa sobre hormônios são os resultados contraditórios quando o assunto é sua influência na memória. Enquanto alguns pesquisadores defendem que a administração de hormônios em uma situação de deficiência hormonal é benéfica para a memória da mulher, outros alegam que essa abordagem seria nociva nesse sentido. Mas quando olhamos essa questão mais de perto, o problema fica evidente. Em muitos estudos com mulheres que mencionam "hormônios" ou "estrogênios", o hormônio usado não foi o 17-beta estradiol natural, que, nos testes em animais, demonstrou ter um efeito benéfico sobre a memória de nossas ratinhas. Em vez disso, nos estudos com mulheres, o termo "estrogênios" sempre se referia a outra substância, o CEE – abreviação de estrogênio equino conjugado, um produto artificial que consiste em hormônios de cavalo retirados da urina de éguas prenhes. Os casos em que os hormônios se mostraram benéficos foram unicamente os que contaram com a administração do 17-beta estradiol (mais conhecido como apenas estradiol). Nos grandes estudos em que não foi constatado nenhum efeito benéfico na memória das pessoas, o CEE sempre foi usado no lugar do estradiol natural. Nesses, o risco de demência nas mulheres mais velhas (mas não nas mais jovens) que receberam hormônios inclusive aumentou levemente. Esses resultados foram observados, por exemplo, no grande estudo WHI de 2002, em que a idade média das voluntárias era de 62 anos e as mulheres não receberam estradiol, mas estrogênios equinos. Mais adiante abordaremos esse estudo em especial em mais detalhes, mas guarde a seguinte informação: as voluntárias desse estudo mundialmente conhecido não receberam estradiol, mas um produto estranho ao organismo. Além disso, não tinham a idade típica em que se deve iniciar a reposição hormonal, fazendo com que um sem-número de doenças relacionadas à idade influenciasse na interpretação dos resultados.

É BOM SABER!

Existe uma diferença entre os sexos quando se fala em demências! Enquanto a doença de Parkinson afeta mais os homens, a doença de Alzheimer é mais frequente entre as mulheres. O uso precoce de estrogênios parece proteger contra seu desenvolvimento!

Estudos mais recentes mostraram que a memória de mulheres que já começavam a tomar hormônios na perimenopausa tinha um desempenho melhor.[33] Além disso, bons estudos trouxeram provas concretas de que o uso precoce de estrogênios protege da doença de Alzheimer.[34] Hoje em dia, acreditamos cada vez mais que exista uma "janela de oportunidade" da reposição hormonal – quando começamos a repor os hormônios deficientes nesse período, o resultado geral do desempenho mental das mulheres é melhor. Elas permanecem mentalmente saudáveis por mais tempo, quase sem alterações no desempenho cognitivo, e desenvolvem mais raramente a doença de Alzheimer ou outras doenças cerebrais degenerativas.

Quero falar principalmente sobre a janela de oportunidade porque desejo enfatizar a importância de combatermos o declínio mental na hora certa, de forma preventiva, digamos. Como veremos mais adiante, isso tem grande relevância, porque os danos da deficiência hormonal se consolidam em algum momento. As artérias se calcificam, o risco de infarto aumenta, a pressão arterial sobe. E a certa altura a cognição, ou seja, o desempenho cerebral, simplesmente sofre um declínio. Quando a memória e a velocidade de processamento de informações diminuem, torna-se mais difícil tratar essas mulheres clinicamente. Quando a teimosia da idade ainda entra em jogo, passa a ser muito complicado alcançar essas mulheres em meu papel de médica. Elas não conseguem memorizar tudo que digo e retornam com os mesmos sintomas ano após ano. E não estou me referindo à típica vovozinha com mais de 80 anos, mas a mulheres já na faixa dos 60 e poucos anos.

Chega uma hora em que é simplesmente tarde demais para iniciar a reposição hormonal. Por um lado, porque a terapia não traz mais benefícios depois de certos "danos preexistentes" se instalarem, por outro, porque fatores de risco como trombose ou AVC costumam já ser maiores quando as mulheres sofrem de hipertensão arterial e calcificação arterial, cujo surgimento foi favorecido por tantos anos de deficiência hormonal. Mais adiante aprenderemos tudo sobre a janela de oportunidade, bem como a melhor forma de gerenciar tudo etapa por etapa, mas você provavelmente já suspeita. Silenciosamente e a longo prazo, a deficiência hormonal gera uma série de danos que não podemos minimizar como problemas "típicos da velhice".

BOX DE RESUMO

- Está cientificamente provado que os estrogênios são benéficos para o cérebro e para a memória.
- O importante é iniciar a reposição hormonal na hora certa para evitar danos.
- Em caso de hipertensão arterial, não se pode mais iniciar a reposição hormonal por causa do risco de AVC.
- Em estudos com mulheres na pós-menopausa que tomaram hormônios altamente artificiais, as participantes acima de 62 anos ficaram mais propensas a doenças demenciais que as mais jovens.

Ganho de peso no abdômen

Tudo começa em algum momento lá pelos 40: a pessoa se alimenta do mesmo jeito de sempre, faz exercício duas vezes por semana, do mesmo jeito que faz há anos, mas ainda assim engorda. E lá pelo fim da década, isso vai ficando cada vez mais óbvio. A calça jeans já não fecha e as blusas parecem ter encolhido. O que aconteceu?

Em primeiro lugar, temos que entender que, em essência, não estamos fazendo nada de errado; só não fizemos a coisa certa no momento certo. São os hormônios em transição que enlouquecem o cálculo das calorias e vão aumentando o tamanho das nossas roupas com o tempo. A questão é que os hormônios sexuais têm uma influência enorme sobre o apetite e o metabolismo. Por isso vale a pena darmos uma olhada nos processos hormonais e analisarmos mais detalhadamente a influência que têm sobre nosso peso.

1. Os níveis de progesterona caem

A progesterona, nosso hormônio elegante e tranquilinho, só é produzida em quantidades suficientes após uma ovulação de boa qualidade, como já sabemos muito bem. Também sabemos que uma ovulação assim vai se tornando cada vez mais rara a partir dos 40 anos. O déficit de progesterona que surge a partir daí tem uma dupla desvantagem: desenvolvemos a tendência a acumular líquidos – o que nos leva a nos sentir mais inchadas – e não dormirmos bem à noite. A privação de sono aumenta os níveis de cortisol, que aumenta a resistência à insulina. Sentimos mais fome e ficamos propensas a ganhar peso. Além disso, a privação de sono causa a liberação de outro hormônio, chamado grelina, que também gera fome e leva muita gente a assaltar a geladeira à noite.

2. Os níveis de estrogênio caem

Ao contrário do que muitas mulheres acreditam, o estrogênio não engorda. Inúmeros estudos comprovaram que altos níveis de estrogênio estão associados à diminuição do apetite.[35] Muitas pesquisas observaram que as ratas engordavam quando seus ovários eram retirados e que o peso voltava ao normal quando elas voltavam a receber estradiol.[36] A explicação para isso é que o corpo percebe a falta dos estrogênios e produz mais células adiposas, porque a gordura também produz estrona, um tipo de estrogênio, provavelmente para diminuir o déficit. A consequência é que as mulheres que têm níveis muito baixos de estrogênio após a menopausa ficam com mais apetite e comem com mais frequência. Níveis de estrogênio oscilantes ou baixos também nos tornam mais temperamentais e mais suscetíveis ao estresse. As ondas de calor atrapalham o sono, às vezes todas as noites, o que, por sua vez, coloca o organismo inteiro sob estresse. Estresse significa mais cortisol e mais pneuzinhos na barriga.

3. Os níveis de testosterona oscilam

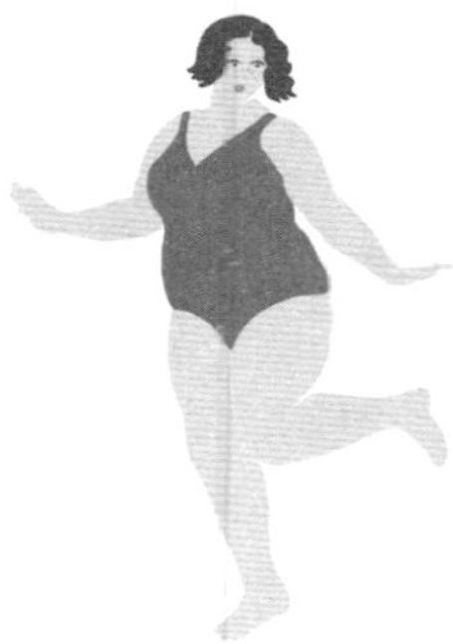

A testosterona conserva a musculatura. Porém, com o passar dos anos, os níveis de testosterona também caem, causando uma redução dos músculos. Quando passamos períodos fazendo pouco ou nenhum exercício, percebemos que os músculos conquistados a duras penas vão embora rapidinho. Mas eles desempenham um papel-chave na queima de calorias. Quem tem mais massa muscular tem uma taxa metabólica basal melhor e um metabolismo mais acelerado. Menos massa muscular significa a queima de menos calorias e a desaceleração do metabolismo. Aí ganhamos peso mais rapidamente.

CAÇADORES DE MITOS

Os hormônios femininos naturais não engordam – pelo contrário. Engordamos quando há uma deficiência deles!

Mesmo assim, persiste o boato de que os hormônios femininos engordam. Isso acontece porque muita gente confunde os hormônios femininos naturais com a mistura hormonal sintética da pílula anticoncepcional ou dos comprimidos de reposição hormonal de antigamente.

Desaconselho totalmente essas substâncias artificiais. Como consistem em moléculas estranhas ao corpo, elas não se ajustam perfeitamente aos receptores hormonais. Então não satisfazem a necessidade corporal de estradiol em todos os níveis, o que provavelmente explica o fato de muitas mulheres ganharem peso ao fazerem a velha terapia de reposição hormonal. Mas não é esse tipo de reposição que eu recomendo, de forma alguma! O correto é usar beta estradiol natural, a forma mais ativa do estrogênio, que se encaixa harmonicamente em seu ambiente natural, o corpo. O beta estradiol tende a inibir o apetite e estimular a diminuição da gordura abdominal nociva naturalmente. Além disso, parece atenuar a sensação de fome no cérebro e suprimir os efeitos da grelina – aquele hormônio que gera a sensação de fome. Já outro hormônio, que nos sinaliza que estamos satisfeitos, a simpática leptina, trabalha com mais eficácia com a ajuda do beta estradiol, porque os estrogênios tornam os receptores de leptina no cérebro mais sensíveis.[37]

O ganho de peso na pós-menopausa pode vir acompanhado de outros fatores que se reforçam mutuamente. Se está num quadro depressivo, a pessoa faz menos exercício físico e sente mais necessidade de comida afetiva – batata frita, bolo, sorvete, chocolate quente ou um vinhozinho à noite. Quem não faz exercício físico costuma ficar mais cansado. E quem se sente cansado tem mais dificuldade de ir à academia – e assim entramos em uma espiral negativa de cansaço, sedentarismo e chocolate.

O que é problemático no ganho de peso não é o aspecto estético, mas a saúde. Na pós-menopausa, as mulheres ganham peso no abdômen, mesmo aquelas que antes não tinham tendência a acumular gordura nessa região. Muitas mulheres procuram um médico por acharem que têm problemas digestivos, já que a barriga aumenta sem que elas tenham mudado a alimentação. A gordura na pós-menopausa é diferente da gordura que conhecíamos até então. Ela não se acumula mais no quadril, mas embaixo da parede abdominal, e envolvendo os órgãos viscerais – ou seja, não é aquela gordura que conseguimos apertar com a mão.

A gordura intra-abdominal – talvez você já tenha ouvido falar nela – é chamada de gordura visceral, ou "gordura abdominal perigosa", porque é um indicador de maior risco de doença cardíaca. Além disso, agora também sabemos que a gordura abdominal produz hormônios. O que durante um bom tempo foi considerado apenas um acúmulo inconveniente de gordura inativa, na verdade, leva uma vida secreta como glândula. A gordura abdominal interna produz, por conta própria, hormônios que ativam a sensação de fome e nos levam a comer mais ou sentir fome novamente logo após a refeição. E, no pior dos casos, nem permitem o surgimento da sensação de saciedade.

É BOM SABER!

A gordura intra-abdominal tem uma identidade secreta como glândula e produz hormônios que ativam a sensação de fome!

Essa gordura visceral traiçoeira também produz os chamados fatores inflamatórios não bacterianos. Apesar do nome, não devemos equipará-los com outras infecções no corpo, como uma amigdalite, por exemplo. Eles estão mais para substâncias que afetam os tecidos e funcionam como agressores no corpo, promovendo diabetes, aterosclerose e o surgimento de células cancerosas. Também sabemos que o tecido adiposo não é estático, mas interage de forma dinâmica com muitos outros processos metabólicos. Por isso a obesidade é considerada um estado de inflamação crônica sistêmica.

O excesso de gordura no corpo feminino também oculta outro perigo. Como já vimos, o tecido adiposo produz constantemente pequenas quantidades de estrogênio que podem estimular sem parar a mucosa do útero independentemente do sistema de controle do hipotálamo e da hipófise, ou seja, sem a compensação da progesterona. Isso pode gerar pólipos ou tumores no endométrio, que podem ser muito perigosos. O que complica é que eles não são detectados por exames preventivos normais e só são perceptíveis quando já alcançaram estágios posteriores. Na fase inicial, eles só podem ser vistos no exame de ultrassom – então não deixe de falar com seu ginecologista sobre isso no próximo check-up!

O sobrepeso na pós-menopausa também é considerado um fator de risco para o câncer de mama. Um IMC acima de 35 aumenta o risco de câncer de mama em quase 60 por cento. Mas um ganho de peso de cinco por cento em mulheres com o peso normal já aumenta esse risco em 30 por cento.[38] Ou seja, um estilo de vida saudável é uma vantagem em muitos aspectos – e ele começa na cozinha. Na parte 3 veremos mais detalhadamente como se alimentar de forma saudável sem precisar se restringir a palitinhos de cenoura e água até o fim dos dias. Não se preocupe, não devemos abrir mão do prazer no verão da vida.

BOX DE RESUMO

- A queda nos níveis de progesterona nos torna mais suscetíveis ao estresse. Isso aumenta os níveis de cortisol – o que, por sua vez, leva ao acúmulo de gordura.
- O estrogênio controla o peso. A gordura só começa a se acumular quando há um déficit de estradiol.
- A deficiência de testosterona leva à perda muscular, que desacelera o metabolismo.
- A gordura abdominal visceral é traiçoeira e leva uma vida secreta como um órgão que nos adoece.

Doenças cardiovasculares

Outro segredo muito bem guardado da pós-menopausa é o aumento do risco de doenças cardiovasculares. A quantidade de estudos sobre isso é enorme e as evidências são inequívocas. O risco de infarto ou hipertensão arterial é mais alto em homens que em mulheres – mas só até elas entrarem na menopausa, quando o risco se equipara. Portanto, após uma redução duradoura dos hormônios femininos para um nível muito baixo, o risco de termos uma doença cardiovascular aumenta. Por que isso acontece e é tão grave?

Os vasos sanguíneos são vitais para a sobrevivência. Eles fornecem oxigênio e alimento a cada celulazinha, até às mais distantes do coração. Por isso um corpo saudável está sempre preocupado em produzir pequenos novos vasinhos o tempo todo, porque a natureza sabe muito bem que sangue é vida. E onde há pouco sangue, há pouca vida. Mas não há vasos só na aorta, nas veias no dorso das mãos ou na artéria no punho, onde medimos a pulsação. Eles são importantíssimos no nível microscópico e, com sua rede intricada de capilares, também fornecem tudo de que as áreas remotas do corpo precisam. Órgãos importantíssimos dependem de um fornecimento meticuloso de sangue: o cérebro, o coração, os olhos, os rins, os dedos das mãos e dos pés. Muitas doenças desses órgãos, em última instância, resultam de problemas nos vasos dessas regiões.

Um dos maiores vilões adoecedores, o Darth Vader de todas as doenças vasculares, é a aterosclerose, ou seja, o enrijecimento dos vasos sanguíneos. Essa condição aparece quando depósitos nos vasos sanguíneos, as chamadas placas, atacam as paredes das artérias pelo lado de dentro. Elas são formadas por resíduos do colesterol e desencadeiam uma série de problemas graves. Assim, os vasos menores e delicados endurecem e se "calcificam", piorando o suprimento das células nas áreas adjacentes. Além disso, essas placas geram uma reação inflamatória local que favorece tromboses e a oclusão de vasos.

A tragédia segue seu curso de acordo com o órgão mais afetado. Se for o coração, o bloqueio de uma artéria principal causa um infarto. Se for o cérebro, causa um acidente vascular cerebral isquêmico, ou AVC. As placas podem afetar vasos grandes ou pequenos. No caso dos grandes vasos nas pernas, um bloqueio gera falta de oxigênio no pé, o que pode levar a uma amputação em seu estágio mais avançado. Essas placas são realmente assustadoras – quando presenciei uma cirurgia de ponte de safena pela primeira vez, durante a faculdade, segurei uma dessas na mão. Elas parecem "brotar" do vaso, são duras como cristais e afiadas como lâminas. Por isso acho a expressão "calcificação" um eufemismo. Essas estruturas terríveis são bem piores do que o nome leva a crer – elas têm licença para matar.

É BOM SABER!

O risco de infarto em mulheres é menor que nos homens da mesma idade, mas só até começarmos a ter deficiências hormonais – aí o risco se torna igual!

Outro problema causado pelas placas é que os pequenos vasos sanguíneos perdem sua elasticidade natural, sua capacidade de relaxar e se expandir. Em outras palavras, isso significa que a pressão arterial, regulada de modo geral por essa habilidade dos vasos – de se contrair (o que faz a pressão subir) ou se expandir (o que faz a pressão baixar) –, não é mais controlável. A consequência disso é a hipertensão arterial e acaba sobrando para o coração. Enfraquecido pelo fornecimento deficiente de sangue, ele ainda passa a ter que bombear dia e noite, fazendo muita força porque a resistência dos vasos aumentou. A insuficiência cardíaca se torna inevitável.

Diante desse quadro, o bom senso nos diria que não devemos medir esforços para evitar o surgimento dessas placas e, consequentemente, de uma doença crônica, incurável e, na maior parte dos casos, fatal. O que favorece a formação dessas placas são o excesso de colesterol ruim – cujas causas são a alimentação, a genética e as doenças metabólicas – e a doença metabólica quase onipresente nos dias de hoje, que é o diabetes. O tabagismo danifica ainda mais os vasos sanguíneos, causando uma reação inflamatória local. Um problema vascular sempre significa problema nos órgãos, por isso as pessoas com diabetes e aterosclerose costumam enfrentar várias complicações adicionais: pequenos acidentes cerebrais isquêmicos que levam lentamente à demência, cegueira, arritmias cardíacas (porque partes do coração têm um suprimento de sangue mais deficitário), água no pulmão em consequência do coração debilitado… A lista não tem fim.

Meu pai, por exemplo, deteriorou-se lentamente diante dos nossos olhos em consequência de um diabetes mal controlado e de tudo que acompanha essa condição. Ele próprio era médico, e como em casa de ferreiro o espeto é de pau, era um cientista brilhante, mas um paciente terrível. Suas doenças mal administradas durante anos não pouparam nada no espectro das possíveis complicações e o presentearam com uma morte muito precoce e horrível.

Meu pai não foi uma exceção e, com certeza, era fruto da época em que viveu. Mas desde então os parâmetros de alimentação e estilo de vida melhoraram em muitos aspectos. Ainda assim, os homens correm um risco maior de morrer de doenças cardiovasculares, e o estresse não é a única razão – isso se dá em grande parte por causa de nossos estrogênios, que têm um efeito comprovado de proteção dos vasos sanguíneos,[39] ou seja, nos protegem da formação dessas placas perigosas.

SEÇÃO DOS NERDS

O milagroso óxido nítrico

A saúde dos vasos sanguíneos é mantida pelos estrogênios por meio de vários mecanismos, entre eles, o estímulo à formação de uma substância altamente potente chamada NO, ou óxido nítrico, um gás que expande os vasos. Tiramos proveito desse fenômeno natural e o aplicamos na medicina quando precisamos de uma circulação melhor com rapidez, "na hora do ou vai ou racha", em cirurgias de coração aberto ou no caso de recém-nascidos que estão na UTI por insuficiência pulmonar, por exemplo. Na natureza, o óxido nítrico é produzido nos vasos e se dissipa rapidamente para relaxá-los – mas nem sempre, e esse é o ponto-chave. Esse gás é produzido em maior quantidade quando estamos relaxados, e em menor quantidade quando estamos estressados; em maior quantidade quando estamos felizes, e em menor quantidade quando choramos; em maior quantidade no spa, e em menor quantidade no engarrafamento; em maior quantidade durante o sexo, e em menor quantidade durante brigas, e assim por diante – você já entendeu.

O estrogênio promove a produção de óxido nítrico nos vasos para manter suas paredes relaxadas, o que, por sua vez, faz bem à circulação e ao tônus muscular geral dos vasos.

Está cientificamente comprovado que os estrogênios protegem o coração e o músculo cardíaco por meio de uma série de mecanismos. Esses hormônios favorecem a circulação no músculo cardíaco, porque os vasos do coração tendem a se expandir, favorecendo a formação de novos vasinhos menores. (Onde há sangue, há vida, lembra?) Eles também tendem a promover os mecanismos de reparação no coração quando células morrem por falta de oxigênio ou mesmo quando enfartamos, impedindo que aquela musculatura tão importante do coração se transforme em tecido cicatricial inútil depois de um infarto.

CAÇADORES DE MITOS

O ataque cardíaco de Hollywood

Mesmo que tenhamos a intenção de permanecer saudáveis, em forma e sensuais durante um bom tempo, é importante sabermos algumas informações sobre o infarto, pois os sintomas "clássicos" de infarto que a mídia e os guias de saúde nos ensinaram durante anos só se aplicam aos ataques cardíacos dos homens – dores cardíacas intensas, irradiação da dor no braço esquerdo e no maxilar, sensação de morte iminente, etc. Os sintomas do infarto feminino podem ser diferentes e, em muitos casos, fazem com que eles não sejam reconhecidos nas mulheres. Isso se deve ao fato de a maioria dos estudos científicos ter sido realizada apenas em homens. Assim, as diretrizes de identificação de um ataque cardíaco durante um bom tempo levaram em conta apenas os homens e seus sintomas típicos. Ninguém cogitou que haveria diferenças de gênero nesse sentido. (E por que cogitariam? Afinal, a população mundial só consiste em 50 por cento de mulheres. Suspiro profundo...)

As mulheres podem apresentar os sinais típicos de um infarto – dores no peito que irradiam para o braço, as costas ou o maxilar –, mas não necessariamente. Sintomas muito mais típicos em mulheres são dores no peito mais suaves (bastante condizentes com nossa tolerância mais alta à dor), não raro um cansaço extremo, uma sensação generalizada de mal-estar, falta de ar, dores mais suaves nas costas, distúrbios do sono ou dores na nuca ou no maxilar.[40] Para piorar, as alterações no ecocardiograma durante o infarto feminino tendem a ser sutis, e existe uma chance maior de o problema não ser identificado. Assim, não são tomadas medidas diagnósticas adicionais com a mesma frequência nas mulheres em comparação com os homens. E quando ficam doentes, as mulheres costumam ser mais duramente afetadas pela calcificação das artérias coronárias que os homens. Não só porque em geral são diagnosticadas mais tardiamente mas também porque os vasos são, em geral, mais delicados e menores; por isso a doença coronariana é fatal nas mulheres em aproximadamente 50 por cento dos casos quando os vasos entopem.[41] E é por isso que as mulheres morrem de infarto duas vezes mais que os homens.[42]

Doenças cardiovasculares são a causa número um de morte das mulheres nos países industrializados, seguidas de doenças neurológicas, como AVC ou demência. O risco de morrer de complicações cardíacas é pelo menos três vezes maior que o risco de morrer de câncer de mama. Um estudo nos Estados Unidos inclusive mostrou que, em um ano, aproximadamente 40 mil mulheres morreram de câncer de mama e 400 mil de infarto.[43] Mas quando pergunto às minhas pacientes qual elas acreditam ser a doença que mais mata mulheres, todas dizem "câncer de mama". Analisaremos detalhadamente na parte 3 por que essa crença é fatal e levou milhões de mulheres do mundo todo a seguir o caminho errado – e por que você deveria ser inteligente e fazer diferente.

BOX DE RESUMO

- Os estrogênios protegem o coração de doenças cardíacas – por isso infartos em mulheres que ainda não chegaram à menopausa são muito mais raros do que nos homens.
- O risco de ter uma doença cardiovascular na pós-menopausa aumenta assim que a influência protetora do estradiol acaba, favorecendo a aterosclerose.
- A aterosclerose é o Darth Vader das doenças vasculares: ela adoece praticamente todos os órgãos pelo acúmulo de placas terríveis que entopem os vasos.
- Os sintomas de infarto nas mulheres não são necessariamente os mesmos que nos homens e, por isso, muitas vezes não são diagnosticados nem levados a sério.
- A probabilidade de morrer de ataque cardíaco é duas vezes maior para mulheres que para homens, e a doença é a causa número um de morte das mulheres nos países ocidentais.

Pele e cabelos após os 50

A pele e os cabelos também mudam em razão das deficiências hormonais. Nossa pele sempre se regenera sob a influência do estrogênio, levando o corpo a formar colágeno, nossa "estrutura básica" dermatológica, o tempo todo. É isso que mantém a pele firme. Portanto, com os níveis de estrogênio em queda, a pele vai ficando cada vez mais flácida, e surgem pequenas ruguinhas em torno dos olhos. Para piorar, o tabagismo, que é o maior assassino de colágeno, juntamente com a deficiência de estrogênio, ainda favorece a formação de pequenas rugas inconvenientes e verticais nos lábios, onde o batom costuma ficar acumulado. E, com a insuficiência de hormônios, os lábios perdem gordura e ficam mais finos, o que aumenta ainda mais a formação de rugas.

Aliás, no que tange ao envelhecimento da pele, mulheres mais gordas têm uma situação mais favorável. Seu rosto é mais cheio e, como já vimos, a própria gordura produz bastante estrogênio. Já as mulheres mais magras aparentam a idade com mais facilidade. Brigitte Bardot supostamente teria dito: "Você precisa escolher entre seu rosto e seu bumbum" – pelo menos a partir de certa idade. Nós perdemos depósitos de gordura no rosto, as bochechas começam a cair, e essas "bochechas caídas" fazem com que a linha do maxilar não seja mais tão nítida. A deficiência de estrogênio também faz com que muitas mulheres fiquem com as pálpebras caídas e surjam novas rugas ao redor dos olhos – que, aliás, costumam ter uma aparência muito cativante.

Falando de aparência, estou apenas listando dados sobre como nossa pele e nosso rosto envelhecem – e se a pessoa deseja combater isso e como deseja fazê-lo é uma decisão pessoal e totalmente individual. Algumas mulheres gostam de suas rugas, outras preferem mexer aqui e ali com preenchimentos. E não há nada de errado nisso. Na minha opinião, já passou da hora de pararmos de apontar o dedo para as mulheres que usam botox ou preenchem os lábios com ácido hialurônico. Cada uma deve fazer o que lhe agrada para gostar do que vê no espelho. A beleza tem muitas faces – lisas ou com rugas.

Já os cabelos são outros quinhentos. Acho que todo mundo concorda que a perda de cabelo intensa, especialmente para nós, mulheres, causa um sério estresse psicológico. A perda de cabelo típica nas mulheres leva a uma diminuição dos fios no alto do cocuruto. São poucas as mulheres que têm o padrão mais tipicamente masculino de perda de cabelo com entradas na parte da frente.

A perda de cabelo na perimenopausa e na pós-menopausa pode estar ligada à deficiência de estradiol. O estradiol age no próprio fio, conhecido como eixo do cabelo, e ativa os fatores de crescimento por meio de diversos mecanismos. E, na ausência dele, ficamos com um excesso de hormônios masculinos, o que leva à queda de cabelo.

Quando notamos alguma alteração nos cabelos, devemos procurar o dermatologista, não o ginecologista. Você deve ir ao médico imediatamente ao perceber que seus cabelos estão caindo! Quanto mais esperar, mais difícil será o tratamento e mais folículos capilares perecerão de forma irreversível.

Para combater esse problema, existem tinturas que precisam ser aplicadas diariamente no couro cabeludo para terem um efeito permanente. O tratamento com um sérum da própria pessoa chamado PRP (plasma rico em plaquetas) também alcançou bons resultados. Para fazer o PRP, o sangue da pessoa é colhido e os frascos são colocados para girar em uma centrífuga, como no ciclo de centrifugação da máquina de lavar. Esse procedimento separa os glóbulos vermelhos dos brancos e do soro sanguíneo. Entre eles, há uma camada de plaquetas que contém quantidades enormes de fatores de crescimento. Essa substância é aplicada no couro cabeludo por meio de pequenas injeções que, entretanto, não são tão facilmente anestesiadas. E, além de ser doloroso, ele é tudo menos um processo acessível. Para obter o máximo efeito possível – que só é visível em três a seis meses –, o procedimento deve ser realizado três vezes. Mas já vi verdadeiras histórias de sucesso, que resultaram em fartas cabeleiras, e quanto mais cedo a pessoa inicia o tratamento, melhores as chances.

De qualquer forma, o dermatologista vai pedir um exame de sangue para verificar também se as taxas de ferro estão boas e para analisar a tireoide, porque ela também pode ser a culpada no caso de queda de cabelo.

BOX DE RESUMO

- A deficiência de estrogênio leva à perda de colágeno, que pode causar o surgimento de rugas.
- A deficiência de estrogênio no eixo do cabelo causa queda de cabelo.
- No caso de queda de cabelo, procure um dermatologista imediatamente!

Quando dá a louca na tireoide

A tireoide é um órgão que influencia o corpo todo. Ela tem formato de borboleta e fica na parte dianteira do pescoço. Os hormônios secretados por ela ajudam a equilibrar muitos sistemas do corpo, como a gestão energética, a digestão, a psique e a temperatura. Como eles gerenciam a nossa energia e o metabolismo, é de extrema importância que estejam em equilíbrio. Porque quando estão em excesso nosso metabolismo trabalha como um louco; e quando estão em falta ele trabalha no ritmo de um bicho-preguiça.

A tireoide e o eixo Charlie-Bosley-ovários têm muita coisa em comum e utilizam vias similares para se comunicar um com o outro. Charlie e Bosley, nosso hipotálamo e nossa hipófise, têm ambos uma divisão unicamente responsável pela tireoide. Como acontece com os ovários, eles trocam mensagens o tempo todo informando se os níveis hormonais estão bons ou se precisam ser ajustados.

À medida que envelhecemos, a tireoide começa a ficar mais achatada. Ninguém sabe de fato por que isso acontece – seriam meros sinais do envelhecimento ou haveria relação com a produção hormonal desacelerada? O que se sabe é que, em comparação com os homens, as mulheres desenvolvem problemas de tireoide com frequência muito maior a partir da segunda metade da vida; elas são de oito a dez vezes mais afetadas que os homens! A hiperfunção ou hipofunção dessa glândula também pode apresentar sintomas semelhantes aos da menopausa: ondas de calor ou frio, ganho de peso, queda de cabelo ou distúrbios do sono. Doenças autoimunes, como a tireoidite de Hashimoto, também aparecem com frequência a partir dos 40 anos, muitas vezes quando outros distúrbios hormonais estão em curso.

Por que isso acontece? Há indícios de que a tireoide tenha receptores de estradiol que estimulam o crescimento celular. De acordo com essa tese, quando essa influência positiva desaparece, a tireoide pode desenvolver uma hipofunção.

Por isso, em caso de problemas difusos como distúrbios do sono, inquietação ou queda de cabelo, é sempre necessário verificar os hormônios da tireoide também – o endocrinologista é o especialista que você deve procurar!

BOX DE RESUMO

- A tireoide pode apresentar hiperfunção ou hipofunção na pós-menopausa, causando sintomas semelhantes aos da menopausa!
- Uma doença autoimune frequente chamada tireoidite de Hashimoto costuma surgir na menopausa!

Como a deficiência hormonal prejudica os ossos a longo prazo

Outra doença que também costuma aparecer com frequência já no início da pós-menopausa é a osteoporose. Ela se caracteriza por uma erosão da massa óssea que nos torna muito mais suscetíveis a fraturas, por um lado, e ao deslocamento de vértebras e dores de coluna associadas, por outro.

Antigamente eu acreditava que a verdadeira osteoporose era rara, porque é tipicamente associada a um encolhimento e uma corcunda, ao modo da bruxa má da Branca de Neve. Hoje sei que a degradação dos ossos já começa no quadro de deficiência de estrogênio e que a paciente só é capaz de notá-la quando está avançada. Ou seja, os ossos vão se decompondo lentamente – e quando a pessoa passa finalmente a sentir dor, já estão mais propensos a fraturas há muito tempo. Mesmo que não fiquem corcundas, inúmeras mulheres desenvolvem a chamada osteopenia após um déficit de estrogênio de longa data. Nesse caso, a substância óssea fica reduzida sem que as condições para a osteoporose estejam presentes. O exame de densitometria óssea, realizado por um radiologista, faz essa medição.

CAÇADORES DE MITOS

A osteoporose não é de forma alguma uma doença rara e é uma das maiores causas da propensão a fraturas em pessoas com mais de 60 anos!

Estima-se que 30 por cento de todas as mulheres a partir de 60 anos tenham osteoporose e que 54 por cento de todas as mulheres na pós-menopausa tenham osteopenia. Na minha opinião, esses números deveriam deixar todo mundo perplexo. Por que não há um procedimento padrão de rastreio da densidade óssea? Afinal, a fratura do colo do fêmur é um dos principais motivos de perda de autonomia em idosos. Realmente não entendo. Só sei que as mulheres devem ficar atentas e solicitar regularmente a verificação de sua densidade óssea, porque os médicos costumam se esquecer disso com frequência.

E como essa doença se desenvolve? Em primeiro lugar, precisamos entender que os ossos não são uma simples substância dura. Muitas coisas acontecem neles o tempo todo. Enquanto novas estruturas ósseas são formadas constantemente por meio dos chamados osteoblastos, também temos os osteoclastos para equilibrá-los, que são como pequenos Pac-Mans que degradam e comem a substância óssea.

É BOM SABER!

Os ossos têm vida! Suas células são criadas constantemente pelos chamados osteoblastos e novamente desmanteladas pelos osteoclastos – células do tipo Pac-Man. Os estrogênios promovem os osteoblastos e freiam os Pac-Mans. É assim que esses hormônios protegem nosso esqueleto!

Os estrogênios paparicam os osteoblastos para que construam novos ossos e freiam os osteoclastos. Mas com a diminuição desses hormônios na menopausa, quando seus níveis caem de 100 para menos de cinco, os osteoblastos ficam preguiçosos e os osteoclastos podem pisar no acelerador. Quem paga o pato é a substância óssea. Também existem muitas outras substâncias essenciais para os ossos, como cálcio e vitamina D, por isso é importante fazer a suplementação adequada na pós-menopausa. Mas elas não têm o mesmo poder que o estrogênio. Enquanto isso, os homens têm osteoporose com muito menos frequência, porque a testosterona tem um efeito protetor dos ossos.

É BOM SABER!

A probabilidade de uma mulher sofrer uma fratura no colo do fêmur em algum momento da vida é estimada em 23 por cento!

A osteopenia e a osteoporose são exemplos clássicos dessas doenças que nós, mulheres, em grande parte não conhecemos ou não consideramos em nosso dia a dia. A semente é plantada na pós-menopausa, e a maioria das mulheres caminha cegamente em direção à doença, porque tanto a osteopenia quando a osteoporose são sorrateiras e não se manifestam durante um bom tempo. Só uma minoria tem uma ideia precisa do que elas significam. Entretanto, em algum momento, elas afetam muitas de nós, podendo estragar nossos planos de permanecermos bacanas, saudáveis, sexy e aventureiras também na idade mais avançada. Em vez de gastarmos nosso tempo viajando ou fazendo exercícios, curtindo os amigos e a família, podemos acabar restritas às consultas médicas. Um pequeno escorregão no banheiro, e vamos parar no hospital. Um tropeção durante a noite (talvez por estarmos indo ao banheiro pela terceira vez, já que a bexiga está cronicamente inflamada e com escapes) pode significar uma fratura do colo do fêmur ou uma fratura do antebraço se cairmos de mau jeito.

Precisamos de um plano de prevenção especialmente para o departamento dos ossos, assim como fazemos com os dentes, a vagina e a continência urinária – e isso significa, em primeiro lugar, eliminar tudo que danifica nossos ossos e promove a perda óssea:

ÁLCOOL E NICOTINA: Não há contraindicação para uma taça de vinho ou espumante no fim de semana, mas quem bebe diariamente danifica os ossos. O cigarro também afeta os ossos.

SEDENTARISMO: Exercícios físicos com pesos são muito importantes. Só correr ou nadar não é suficiente! O treino com halteres, com o peso do próprio corpo ou em aparelhos promove a saúde dos ossos.

SILHUETA DE FILÉ DE BORBOLETA: Quem é magro demais está predestinado à osteopenia e à osteoporose. Não é para você tentar engordar, mas pelo menos elimine os outros fatores de risco.

DIETAS RADICAIS OU PERÍODOS PROLONGADOS DE JEJUM: Atenção, tome cálcio diariamente! De preferência junto da vitamina D! Evidências mais recentes sobre a vitamina D mostram que até hoje só éramos cuidadosos com a dosagem, porque achávamos que poderíamos gerar uma sobredosagem. Adiante abordaremos as vitaminas e os suplementos corretos.

... E, É CLARO, DEFICIÊNCIAS HORMONAIS: Quem não toma ou não pode tomar nenhum hormônio precisa minimizar os outros fatores de risco. Muita atenção: nenhum dos produtos livres de hormônios vendidos para combater as ondas de calor – como medicamentos homeopáticos, fitoterápicos, cápsulas de inhame selvagem, óleo de prímula, soja, etc. – serve para prevenir a osteopenia e a osteoporose. Mesmo que você não tenha mais ondas de calor e se sinta bem, mesmo que tenha se acostumado com a privação de sono e consiga viver sem sexo, mesmo que só use cremes de tratamento vaginal para aliviar desconfortos tópicos, mesmo que se conforme com o fato de estar incontinente... Quem não toma hormônio nenhum pode prejudicar permanentemente os ossos e corre o risco de passar a vida toda com fragilidade e sentindo dor.

BOX DE RESUMO

- A osteoporose e sua irmãzinha má, a osteopenia, afetam de 50 a 80 por cento das mulheres acima de 60 anos.
- A osteoporose passa muito tempo sem apresentar sintomas e costuma ser esquecida pelos médicos.
- Os estrogênios dão suporte ao desenvolvimento ósseo e freiam sua degradação. Consequentemente, o déficit de estrogênio leva à osteopenia e depois à osteoporose.
- A probabilidade de sofrer uma fratura típica de osteoporose em algum momento é de quase 23 por cento e é um dos principais motivos de fragilidade na velhice.
- Um estilo de vida saudável com os exercícios físicos corretos é determinante para a prevenção!

7 CONDIÇÕES FAVORECIDAS PELAS DEFICIÊNCIAS HORMONAIS (E SOBRE AS QUAIS NINGUÉM NOS ALERTA)

1.
Calcificação dos vasos sanguíneos com doenças cardíacas e risco de AVC

2.
Doenças demenciais, como a doença de Alzheimer

3.
Fraturas ósseas que afetam nossa vida negativamente para sempre

4.
Atrofia vaginal, com dores, ardência e coceira permanentes

5.
Incontinência urinária, uma vida fadada ao uso de absorventes

6.
Depressão

7.
Perda da libido

PARTE 3

A salvação

5
Hormônios bioidênticos

Após todas as explicações provavelmente chocantes e assustadoras sobre os sintomas e cenários que podem aparecer na perimenopausa e na pós-menopausa, vamos às boas notícias e soluções. Vamos conhecer tudo que você pode fazer para permanecer saudável e aproveitar a segunda metade da vida, realizando todas as coisas incríveis que deseja. Vou lhe mostrar como pode entrar em ação agora mesmo e, se eu fizer meu trabalho direitinho, espero que você não esteja mais insegura e possa tomar as decisões certas para sua saúde e sua vida – com base em conhecimentos profundos e sem apreensão.

Como já vimos nos capítulos anteriores, o declínio dramático dos hormônios no corpo é um fardo que traz a reboque muitos problemas crônicos de saúde. O que fica em falta no corpo são os hormônios – não pílulas, não gotas de ervas, não comprimidos homeopáticos, mas hormônios.

Antigamente, compostos sintéticos com um efeito semelhante ao dos hormônios eram receitados às mulheres, e essas substâncias eram chamadas de "hormônios". Isso estava errado e continua errado até hoje. Simplesmente errado! Quando falamos em beta estradiol, essa informação tem que estar contida na embalagem. No caso da progesterona, pode ser a progesterona micronizada – que é a progesterona "acondicionada" para ser bem absorvida pelo corpo. Se na embalagem estiver escrito qualquer outra coisa ou algo como "terapias hormonais", não se trata de hormônio verdadeiro, mas – preciso enfatizar mais uma vez – de compostos medicinais com efeitos *semelhantes* aos dos hormônios.

É BOM SABER!

O que é conhecido popularmente como "comprimidos hormonais" não são hormônios humanos, mas produtos artificiais com efeitos semelhantes aos dos hormônios!

Um desses preparados hormonais mais comuns foi examinado nos Estados Unidos no estudo *Nurses Health Study*, também chamado de *WHI1* – inicialmente para investigar as vantagens desse medicamento para mulheres mais velhas. A empreitada foi interrompida prematuramente em função de alguns resultados negativos inesperados. Analisaremos esse estudo em mais detalhes adiante, mas o que importa no momento é que, alarmados pelas manchetes, muitos colegas médicos pararam completamente de receitar todos os medicamentos de hormônios femininos ou tentaram fazer com que suas pacientes abandonassem seu uso. Por isso muitas pacientes de todas as camadas sociais – mulheres inteligentes, espirituosas, fortes – foram levadas ao inferno da síndrome de abstinência hormonal. Depois a geração seguinte ficou insegura e está insegura até hoje, buscando soluções em compostos naturais ou junto a profissionais que trazem "tratamentos alternativos" que costumam ser caros e, para piorar, ineficazes.

Já eu sou completamente a favor dos métodos naturais. É por isso que minha solução para a reposição hormonal é o uso de **hormônios bioidênticos de origem vegetal**.

Os hormônios bioidênticos são produzidos em laboratório a partir de uma substância chamada diosgenina, extraída do inhame. Sim, esses hormônios têm origem vegetal! Sua estrutura corresponde exatamente à dos hormônios do ovário, e nosso corpo não consegue diferenciá-los. Consequentemente, eles têm poucos efeitos colaterais – fico inclusive tentada a dizer nenhum –, porque se comportam de forma natural e orgânica em nosso corpo e se ajustam perfeitamente aos receptores hormonais, aos seus pontos de ancoragem. E os medicamentos com efeitos *semelhantes* aos dos hormônios nunca conseguiriam fazer isso à perfeição!

O objetivo é levar os níveis hormonais no corpo à mesma faixa (baixa) que normalmente teríamos no início do ciclo, ou seja, no primeiro terço do ciclo. Lembra que muitas mulheres que sofrem de SPM dizem que só se sentem normais e bem quando a menstruação acaba? É esse o estado que buscamos alcançar.

Às vezes me pedem que apresente estudos de longo prazo. O estudo mais longo do mundo sobre os hormônios naturais é a evolução, que criou, há milhares de anos, os mensageiros químicos perfeitos para nós, mulheres. Mas é claro que também existem outros estudos científicos, que abordaremos adiante.

Ou seja, os hormônios bioidênticos são, em termos de estrutura molecular, exatamente iguais aos hormônios que faltam ao corpo. Nem mais, nem menos. Vamos dar uma olhada nos três, um a um:

Beta estradiol

Quando o nível de beta estradiol está baixo, devemos repô-lo, porque ele é, como já aprendemos, o estrogênio mais ativo biologicamente. Já o estriol é uma forma mais fraca do estrogênio e equivale a uma irmã mais nova do beta estradiol. Ele funciona melhor na mucosa vaginal e faz mágica na forma de creme ou gel na luta contra a atrofia vaginal. O que encontramos na clássica pílula anticoncepcional não é o beta estradiol. O que ela contém é uma variedade mutante do estradiol, o etinilestradiol, que é utilizada porque é a que melhor evita sangramentos entre os períodos quando a mulher está tomando a pílula. Muitos medicamentos usados em combinação na terapia de reposição hormonal de antigamente contêm estrogênios equinos, ou seja, de cavalo, que têm uma estrutura molecular diferente. Hoje é incompreensível que alguém, em algum momento, tenha achado boa ideia usar hormônios de cavalos em pessoas, afinal não usaríamos sangue de cavalo em uma transfusão nem daríamos leite de cavalo a bebês. E tenho certeza de que a maioria das mulheres também não aceitaria isso hoje em dia.

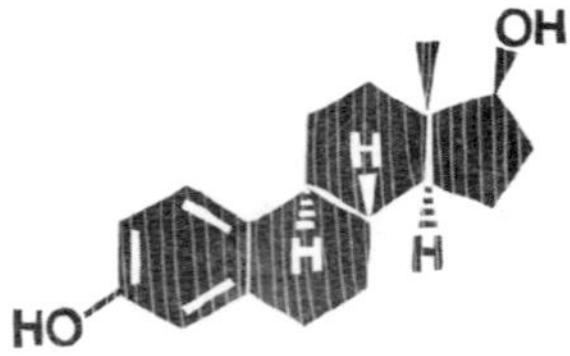

São exemplos do beta estradiol bioidêntico:

- Estreva Gel
- Oestrogel Gel
- Estradot Adesivo
- Lenzetto Spray

... e do estriol:

- Ovestrion
- Estriol Creme

Apenas para citar alguns medicamentos populares. Às vezes, medicamentos testados e aprovados são retirados do mercado ou ficam temporariamente indisponíveis, por isso é bom conhecer medicamentos alternativos! Além disso, vale a pena ver a qual você se adaptará melhor.

O beta estradiol oscila em um ciclo menstrual normal, ficando entre 30 e 530 pg/ml (picograma por mililitro). Muitas das mulheres na pós-menopausa que me procuram e não estão se sentindo bem têm níveis de beta estradiol inferiores a 5 pg/ml, praticamente não mais detectáveis. O objetivo da terapia com beta estradiol transdérmico é alcançar níveis entre 35 e 70 pg/ml. As pacientes se sentem indescritivelmente melhor quando alcançam esses valores.

Na prática, costumo recomendar que comecem com uma dose pequena do gel de estradiol no antebraço pela manhã e que agendem uma consulta de acompanhamento dentro de seis a oito semanas para ajustarmos a dose. Abordaremos o cronograma exato e as perguntas mais frequentes em um capítulo mais à frente.

Progesterona

A progesterona pertence ao grupo dos progestágenos, também chamados de hormônios do corpo-lúteo, uma família de substâncias que tem um efeito hormonal semelhante ao da progesterona. Entre elas, a progesterona é considerada o hormônio do corpo-lúteo clássico, e todos os progestágenos artificiais são derivados dela. Só a progesterona é uma substância natural; os outros progestágenos são sintéticos e foram criados para cumprir várias funções. Em alguns deles, diferentes características da progesterona foram reforçadas e intensificadas, como a capacidade de drenagem ou de combate à acne. Em outros, por sua vez, a capacidade de transformar o endométrio e eliminá-lo por meio do sangramento foi alçada a superpoder – digamos que seria o Hulk entre os progestágenos.

Muitas substâncias que podem ser adquiridas na internet são anunciadas com o nome "progesterona natural", mesmo que só contenham inhame ou o precursor diosgenina. Não as compre, pois elas não cumprem o que prometem. Nosso corpo não tem condição de produzir a progesterona de verdade a partir do inhame ou da substância precursora. Além disso, essas substâncias não foram submetidas a regulamentos rígidos e controles de qualidade, ao contrário da progesterona da farmácia. Na indústria farmacêutica clássica, a progesterona é produzida a partir da diosgenina. Mas isso só pode ser feito em laboratório, não no corpo humano! Ou seja, se é para o medicamento ter progesterona em alguma dosagem, isso tem que constar claramente na embalagem. Não inhame, não diosgenina, não um dos muitos, muitos outros progestágenos usados na fabricação de pílulas anticoncepcionais ou em medicamentos combinados para terapia hormonal – apenas progesterona, de preferência micronizada. Nesse caso, ela vem perfeitamente embalada, como em um envelope acolchoado do sedex, para que consiga passar incólume pelo sistema digestivo e tenha boa disponibilidade para o corpo.

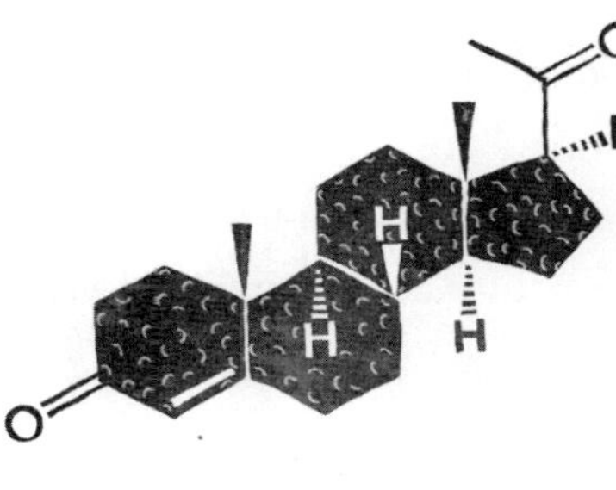

São exemplos de progesterona micronizada:

- Gynpro
- Utrogestan

Costumo receitar esses medicamentos em casos que apresentem indícios de deficiência de progesterona, como SPM, distúrbios do sono, membros inchados na segunda metade do ciclo ou irritabilidade.

Quando prescrevo estradiol, prescrevo progesterona junto para que o endométrio não seja estimulado sem seu parceiro, a progesterona. Também faço isso, por exemplo, se você só estiver sentindo ondas de calor, mas sem oscilações de humor – nada de tomar estradiol sem progesterona!

Também é agendado um retorno ao consultório dentro de seis a oito semanas. Falaremos mais adiante sobre como tudo funciona exatamente.

CAÇADORES DE MITOS

Os evangelizadores da progesterona exclusiva

Existem facções na medicina alternativa que propagam que a progesterona, usada sozinha, ajudaria a combater todos os sintomas da menopausa e ofereceria até mais proteção contra a osteoporose que o estrogênio. Com fervor quase religioso, defendem que a deficiência de progesterona é a responsável por quase todas as doenças. No entanto, esse raciocínio não está nem um pouco de acordo com as evidências científicas nem é justificável do ponto de vista médico. Com frequência, por trás dessa conversa há a intenção de recomendar algum creme de progesterona – embora saibamos que a progesterona não é absorvida adequadamente por via dérmica. Não permita que os evangelizadores da progesterona exclusiva deixem você insegura – a mistura dos hormônios é que é a chave!

Como sabemos, a testosterona também é importante para nós, mulheres, e sua deficiência não é notada só na queda da libido. Ela também se manifesta por meio de dores articulares e musculares, falta de energia, depressão e isolamento social.

De todos os hormônios, a testosterona é o mais difícil de pesquisar. Mas por quê? Ao contrário do que aconteceu com o estradiol, o estriol e a progesterona, até hoje foram realizados poucos estudos científicos sobre a testosterona no organismo feminino. Eu, por exemplo, pesquisei em vão em todos os grandes bancos de dados internacionais e fiz diversas buscas no Google, mas não consigo descobrir por que existem "valores normais" distintos de testosterona para as mulheres. Por que na juventude e na faixa dos 20 e poucos anos é naturalmente aceitável ter níveis altos e saudáveis de testosterona e por que de repente, na menopausa, um valor muito mais baixo passa a ser normal? Os resultados dos laboratórios costumam advertir que os valores baixos seriam "típicos da idade", mas, para mim, isso não pode ser aceito assim. Afinal de contas, também temos valores normais para a pressão arterial, e o médico não manda pacientes com hipertensão arterial para casa sem tratamento só porque isso seria "normal" para a idade.

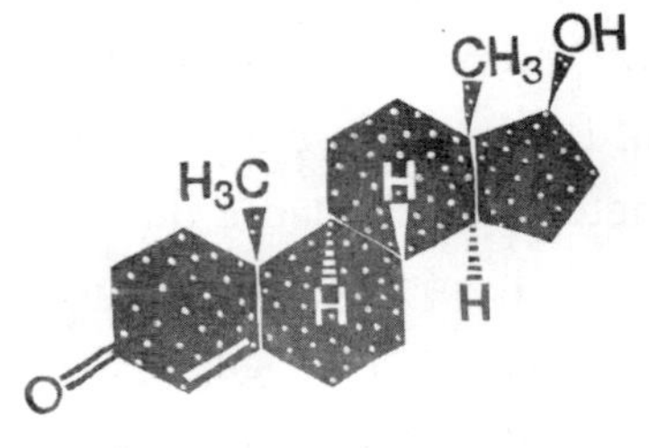

Por fim, durante minhas pesquisas cheguei às recomendações da Associação Americana de Endocrinologia Clínica, que fez a seguinte declaração:

"Continuamos não recomendando o diagnóstico de síndrome de deficiência androgênica em mulheres saudáveis porque não há uma definição precisa da síndrome nem dados correlacionando os níveis androgênicos com indícios ou sintomas específicos." Traduzindo: a respeitada Associação Americana de Endocrinologia Clínica a princípio desaconselha o diagnóstico de deficiência de testosterona porque falta a definição tanto da sintomatologia quanto de quais seriam os valores normais. Ou seja, não temos valores normais estabelecidos porque não há pesquisa nem dados confiáveis sobre o tema – e eles também não existirão em um futuro próximo, porque ninguém quer custear um estudo desses. Portanto, o tema da reposição de testosterona fica unicamente na mão de médicos que estão na linha de frente e desejam tratar a paciente desesperada que está sentada diante deles. Que maravilha!

Mas a Associação Americana de Endocrinologia Clínica aprova o uso de testosterona no caso de baixa libido – não por levar em conta o bem-estar da mulher, mas pela retomada de uma vida sexual saudável. De qualquer forma, eles recomendam, em caso de resposta insuficiente, que a terapia não se estenda por mais de seis meses e que o médico verifique a cada seis meses possíveis efeitos colaterais indesejáveis, como o crescimento de pelos no queixo.[44]

Falando em pelos no queixo, há outro mito que precisa ser esclarecido urgentemente. Na bula dos suplementos consta que em caso de uso prolongado do gel de testosterona, as mulheres devem ficar atentas à possibilidade de desenvolverem pequenos "sintomas de masculinização", como o engrossamento da voz ou o crescimento de pelos no peito. Porém, isso é algo relativamente raro, em primeiro lugar porque o medicamento não é utilizado da mesma forma que é recomendada ao paciente masculino e, em segundo lugar, porque a mulher tem níveis saudáveis de estrogênio. Aliás, todos os homens trans sabem disso. Não basta somente passar o gel de testosterona para os tão desejados pelos no peito crescerem! Para isso acontecer, é necessário desativar o estrogênio e tomar testosterona injetável em altas doses durante meses.

CAÇADORES DE MITOS

Quando usamos testosterona com moderação, não ficamos com pelos no queixo!

Quando há sinais de deficiência de testosterona – mesmo que os valores sejam considerados "normais" –, eu prescrevo a reposição desse hormônio. Entretanto, como a indústria farmacêutica tem receio de produzir um remédio para mulheres sem indicações concretas, só existem medicamentos para homens. O mais comum é o:

- Androgel

Também existem farmácias especiais que manipulam géis e cremes individuais a partir de receitas individuais; mas pode ser complicado encontrar a dosagem correta. Com frequência, também é necessário esperar algum tempo até os medicamentos ficarem prontos. Produtos de fabricação individual são feitos sob medida, o que leva certo tempo e tem seu preço. Mas, em geral, os géis para homens funcionam bem, só é preciso dosá-los com mais cuidado. Costumo recomendar uma dose diária baixa e fazer um exame de sangue entre seis e oito semanas depois. Vejo os melhores resultados e as pacientes mais satisfeitas quando a testosterona está em níveis mais altos dentro da faixa de normalidade!

COM BASE EM TUDO que já sabemos sobre a reposição hormonal bioidêntica, existem algumas regras a serem observadas:

1) O estrogênio e a testosterona são aplicados sobre a pele. Só a progesterona deve ser tomada preferencialmente via oral, porque não é absorvida de maneira adequada pela pele! Fique longe de cremes de progesterona.
2) Exames de sangue regulares para a verificação dos níveis hormonais são importantes, enquanto conversas sobre prevenção e o acompanhamento do ginecologista são obrigatórios! Inicialmente quatro vezes ao ano, depois duas.
3) A reposição é contraindicada para mulheres com câncer de mama, que reage positivamente aos hormônios femininos. Nesse caso, o uso de estrogênio e progesterona pode estimular o crescimento das células tumorais já existentes.

4) A reposição é contraindicada para mulheres que já tenham tido doenças cardíacas ou vasculares, como infarto, AVC ou hipertensão arterial.
5) Não se pode esperar demais para começar a reposição. A janela de oportunidade começa na perimenopausa e se estende por seis a dez anos após a última menstruação. Quando já há doenças como diabetes ou hipertensão arterial, o tratamento com os hormônios bioidênticos não é mais indicado. Veremos a seguir mais detalhes sobre essa importante janela de oportunidade!

A janela de oportunidade

Uma das regras mais importantes da reposição hormonal – e, infelizmente, outro segredo bem guardado – é que não podemos começá-la a qualquer momento. Inúmeros estudos constataram que existe uma janela de oportunidade ideal para começar a terapia. Quem inicia a reposição hormonal bioidêntica dentro desse período previne desconfortos vaginais, incontinência, doenças cardiovasculares, osteoporose e demência. É provável que, como uma espécie de bônus, também sejam evitadas doenças cujo desenvolvimento se beneficia da deficiência hormonal, como diabetes em idosos, líquen escleroso, depressão, artrose e reumatismo.

Quando observamos a linha temporal na vida da mulher, podemos identificar quatro períodos.

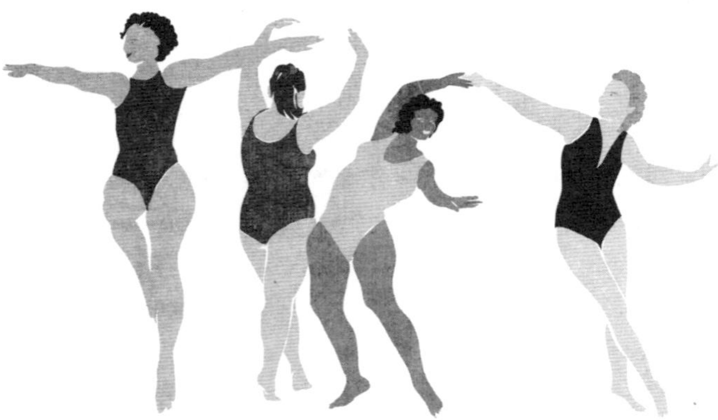

Na pré-menopausa, ou seja, a partir dos 30 e poucos anos, já podem surgir os primeiros danos nos órgãos, mas em geral o corpo consegue compensá-los sem grandes problemas. Nessa fase, falamos em doença subclínica. Pode ser, por exemplo, um leve dano no fígado causado por medicamentos ou alguma doença (não se preocupe, isso não acontece com todo mundo e, quando acontece, a condição costuma ser tão leve que não é perceptível).

Na perimenopausa, quando os hormônios começam a oscilar, muitas mulheres ficam com a pressão levemente alta pela primeira vez ou desenvolvem alguma doença autoimune, como tireoidite de Hashimoto. Com a progressão da queda nos níveis dos hormônios, muitas doenças podem aparecer. É aqui que se separam os caminhos das mulheres que fazem reposição hormonal e das que se abstêm de fazê-la. Para o segundo grupo, a situação continua no parágrafo a seguir.

Na pós-menopausa – com uma deficiência ainda maior de estrogênio e companhia –, as placas causadoras da aterosclerose aumentam, os vasos sanguíneos se tornam mais rígidos, as articulações são afetadas e a mulher fica incontinente – você já conhece essa história dos capítulos anteriores. A partir daqui, as primeiras doenças se manifestam, saindo de seu status subclínico. A pressão fica um pouco mais alta, as taxas de açúcar sobem, surge um pouco de artrose nas articulações, ou seja, tudo que é equivocadamente considerado "típico da idade".

Dez anos após a menopausa, chega a idade madura. Ela caracteriza o período da velhice. Quando temos sorte, nos vemos às voltas com todo tipo de doença senil. Quando não temos tanta sorte assim, pode ser que estejamos muito doentes. Artrose severa do quadril, diabetes, insuficiência cardíaca, água nos pulmões, osteoporose, hipertensão arterial – tudo isso pode dificultar a vida e restringir a rotina. Problemas ainda mais graves, como demência ou AVC, podem tornar inevitável a vida em um lar de idosos ou a necessidade de cuidados permanentes.

A janela de oportunidade para iniciar a reposição hormonal adequada se inaugura com o início da perimenopausa. Em outras palavras, assim que você começar a ter menstruações irregulares e sintomas como distúrbios do sono, vale a pena começar o tratamento. Se já não menstrua há algum tempo e está sofrendo com as ondas de calor, aí definitivamente já passou da hora de começar o tratamento. Não só para você voltar a se sentir bem mas também para prevenir várias doenças senis significativas.

Quando a janela se fecha? Se for totalmente saudável, você pode iniciar a reposição hormonal até dez anos depois da última menstruação. Isso significa que você não pode ter nenhum problema cardíaco, seus níveis de gordura no sangue devem estar normais, a pressão arterial precisa estar boa e não deve apresentar sobrepeso significativo nem diabetes. Caso contrário, a data-limite para iniciar o tratamento é seis anos após a menopausa.

É BOM SABER!

A janela de oportunidade se inicia na perimenopausa e termina seis a dez anos depois da última menstruação!

Depois que a janela se fecha, não se deve mais iniciar a terapia hormonal, porque o risco de trombose, infarto ou AVC aumenta em virtude dos danos aos vasos sanguíneos típicos da idade. É claro que, ao fim e ao cabo, cada caso é um caso, mas fico um pouco insegura quando a janela já se encerrou por causa da idade. Ou seja, é melhor você começar a reposição quando ainda estiver saudável! Só assim terá uma chance maior de permanecer com saúde.

BOX DE RESUMO

- Devemos aproveitar a janela de oportunidade para iniciar a reposição hormonal. Ela vai da perimenopausa até, o mais tardar, dez anos após a última menstruação. Depois a janela se fecha, e fazer a reposição hormonal está fora de questão.
- Caso já haja indícios de desenvolvimento de "doenças senis" típicas, a janela não se encerra dez anos após a última menstruação, mas em seis.
- O início da reposição hormonal na perimenopausa protege contra as doenças senis.

Câncer de mama e hormônios

A polêmica discussão sobre a reposição hormonal costuma assumir um tom emocional, e faltam informações realmente confiáveis. O fantasma do câncer de mama, seja uma ameaça real ou não, nos traz dor de cabeça e assombra a internet com histórias de terror sobre mulheres que tentaram controlar seus sintomas com hormônios e acabaram perdendo primeiro um seio e depois a vida.

A insegurança é natural quando não dispomos de todas as informações, por isso corremos o risco de desperdiçar nosso tempo e nossa janela de oportunidade experimentando alternativas pouco úteis ou até mesmo substâncias e tratamentos potencialmente prejudiciais só para evitar a reposição hormonal. Mas assim os problemas não são solucionados de forma sustentável, e a deficiência hormonal persiste e acaba cobrando seu preço em algum momento.

É BOM SABER!

O principal é *nunca* combater as ondas de calor, pois elas não passam de um sinal de alerta do corpo. Elas podem ser aliviadas por meios alternativos e até suprimidas em alguns casos; mas, ao fazer isso, apenas desligamos o alarme que estava tocando.

Para tomar uma decisão sólida e confiante, você precisa conhecer todos os fatos. Também não adianta nada se deixar convencer pela médica a fazer a terapia hormonal sem entendê-la nem confiar cem por cento nela. Ao começar a terapia, você não deve estar insegura. Por isso vamos separar os fatos das fake news.

Quando falamos sobre o tema câncer de mama e hormônios, precisamos voltar no tempo. Farei o papel do fantasma da Menopausa Passada e transportarei você aos Estados Unidos dos anos 1990. Kurt Cobain está cantando "Smells Like Teen Spirit", os primeiros celulares tijolões da Nokia chegaram ao mercado e custam uma fortuna, e Bill Clinton, enrubescido, jura na televisão que não fez sexo com Monica Lewinsky. Nessa época, nos países de língua inglesa, a terapia de reposição hormonal para mulheres era celebrada como uma ferramenta de prevenção à qual toda mulher em princípio deveria recorrer. Mais de 40 por cento das mulheres americanas na pós-menopausa faziam reposição hormonal artificial, independentemente de terem sintomas ou não. Dados consistentes de fontes confiáveis mostravam que estrogênios artificiais protegiam de infarto e encorajavam os médicos a prescreverem essas "fontes da juventude" para todas as mulheres. Depois que até o FDA (a Agência Federal de Administração de Alimentos e Medicamentos dos Estados Unidos) os recomendou contra a osteoporose, a indústria se movimentou e os fabricantes arrecadaram bilhões. E, de fato, muitas pacientes se sentiam bem com a reposição hormonal, continuavam dormindo bem, trabalhavam com eficiência e, além disso, celebravam uma vida sexual satisfatória. Duas estrelas estavam no topo das paradas dos medicamentos prescritos nos Estados Unidos: Prempro e Premarin.

O Prempro é composto de estrogênios conjugados – sulfato de estrona (aproximadamente 70 por cento), sulfato de equilina (aproximadamente 20 por cento) e sulfato 17-alfa-diidroequilina. Esses são estrogênios equinos obtidos a partir da urina de éguas prenhes. Além disso, na composição do Prempro também entra um progestágeno artificial que se chama medroxiprogesterona. Querida leitora, ele é tão parecido com a progesterona natural quanto um zumbi se assemelha a uma pessoa, razão pela qual, com sua permissão, de agora em diante o chamarei de progestágeno-zumbi.

O Premarin também contém estrogênios equinos obtidos de éguas prenhes, o que, aliás, inspirou seu nome: ***Pre**gnant **Mar**es **U**r**in**e*. Ou seja, não podemos acusar a indústria de não jogar limpo – eles admitem honestamente de onde vem o princípio ativo. A diferença para o Prempro é que nos comprimidos de Premarin não há nenhum progestágeno, do tipo zumbi ou qualquer outro.

Os estrogênios equinos são obtidos de uma forma que provavelmente é normal para a criação em massa de animais, mas que com certeza parecerá bárbara a pessoas leigas. As éguas são mantidas permanentemente prenhes em pequenas baias com um cateter permanente na bexiga. Por causa da gravidez, elas eliminam grandes quantidades de estrogênios na urina, que são colhidos e transformados em comprimidos.

Apesar de as senhoras éguas passarem maus bocados com o processo, as mulheres humanas se sentiam fantásticas. As ondas de calor melhoravam e elas se sentiam jovens e cheias de vitalidade.

Era considerado cientificamente provado que as mulheres que faziam terapia de reposição hormonal com esses medicamentos também teriam, além das vantagens conhecidas, menos doenças cardiovasculares, como infarto ou AVC. Por isso foi levantada a hipótese de que mulheres mais velhas também deveriam aproveitar o benefício dos hormônios – mesmo que não tivessem mais ou nunca tivessem tido sintomas da menopausa.

No início dos anos 1980, dois dos mais famosos estudos sobre hormônios começaram e foram encerrados em 1994: os *Nurses Health*

Studies, também chamados de *WHI1* e *WHI2*. Participaram do *WHI1* 16.808 mulheres que tinham em média 62 anos. Cerca de metade (8.506 mulheres precisamente) recebeu o Prempro (estrogênios equinos mais progestágeno-zumbi). As outras 8.106 receberam um placebo, ou seja, um comprimido sem efeito algum.

Os resultados do primeiro estudo foram publicados em 2002. Constatou-se que, em comparação com o grupo que recebeu placebo, no grupo que recebeu Prempro, a cada 1.000 participantes, em média:

- 2,5 mulheres a mais tiveram infarto,
- 2,5 mulheres a mais tiveram AVC,
- 5 mulheres a mais tiveram trombose,
- 3 mulheres a mais tiveram câncer de mama.

Mas também foram identificadas vantagens no grupo do Prempro:

- 12 mulheres a menos tiveram fraturas ósseas,
- 0,5 mulheres a menos teve câncer de cólon,
- 5,5 mulheres a menos tiveram diabetes.

Portanto, as desvantagens para o grupo que recebeu o Prempro foram maiores, e por essa razão o estudo foi finalizado antes do previsto. Em vez de obterem um benefício para a saúde cardíaca, as participantes tiveram um risco levemente aumentado para infarto, mas também para trombose e câncer de mama. Por isso os pesquisadores acionaram o freio de emergência, e desde então a terapia hormonal deixou de ser considerada segura. O mundo ficou chocado, e a carreira e a popularidade do Prempro sofreram uma queda tão acelerada quanto a do rei do pop.

Os anos de euforia deram lugar a uma desconfiança em relação aos médicos e às empresas farmacêuticas, mas também ao FDA. O número de prescrições caiu vertiginosamente, e milhões de mulheres passaram a ter sintomas da menopausa novamente, mesmo aquelas que desejavam continuar o tratamento. Os médicos começaram então, com extrema cautela, a só prescrever hormônios artificiais, e mesmo assim muito raramente.

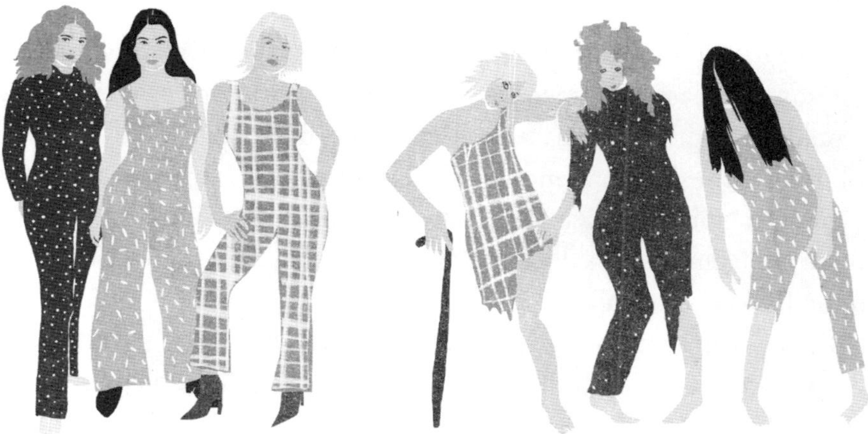

Por favor não substitua os hormônios naturais pelos... *... hormônios zumbis.*

Os que ainda tinham coragem de prescrever estrogênio ou outros hormônios em qualquer formato que fosse – mesmo com o voto de confiança da paciente – eram obrigados a ter muitas conversas tranquilizadoras, o que gerava um grande trabalho extra para os consultórios médicos já com a rotina corrida. E até hoje é assim, provavelmente nos consultórios médicos do mundo inteiro. Desde então, milhões de mulheres sofrem com as repercussões desse estudo, porque nem os médicos nem elas superaram a desconfiança dos medicamentos hormonais.

As manchetes negativas também trouxeram outro problema. Logo depois, as empresas farmacêuticas, que sofreram uma queda de 50 por cento nas receitas anuais, acompanharam o movimento e fizeram consultorias amplas junto a seus advogados. A consequência foi que, desde então, nos Estados Unidos, todas as bulas passaram a conter uma advertência sobre o risco de câncer de mama, independentemente do tipo de estrogênio ou progestágeno – uma advertência eterna para tudo que tivesse qualquer semelhança com um hormônio.

É claro que o interesse da indústria farmacêutica no tratamento hormonal da menopausa também diminuiu de forma geral, e os altos investimentos em estudos e pesquisas acabaram. Se é que é possível, isso levou a um interesse ainda menor pelas necessidades das mulheres de mais de 50 anos. O quadro permanece assim até hoje e é um dos motivos da escassez de medicamentos com hormônios bioidênticos no mercado. "Os profissionais da medicina alternativa que se virem com as mulheres que estão na menopausa", pensaram os formadores de opinião da indústria farmacêutica, deixando a área nas mãos deles. E o resultado foi que hoje temos mais opções de rímeis que de medicações hormonais bioidênticas na farmácia.

Mas a última e mais trágica consequência da bomba do estudo *WHI1* foi a acentuada queda do interesse também por parte dos médicos. As deficiências hormonais e a menopausa ainda hoje não têm um papel importante na vida dos estudantes de medicina e são consideradas uma questão menor por muitos ginecologistas que trabalham em grandes hospitais universitários.

Se as pessoas não continuassem tão desconfiadas dois anos depois do estudo *WHI1*, com certeza muito mais gente teria acolhido com admiração, em 2004, os resultados do segundo *Nurses Health Study*, conhecido como *WHI2*. Infelizmente, seus resultados foram sepultados junto da montanha de destroços do *WHI1*. Entretanto, os resultados contêm outro indício importante que virou o jogo novamente. Essa peça crucial do quebra-cabeça se perdeu na compreensão pública da terapia hormonal, mas hoje vamos retirá-la dos escombros. Preste muita atenção.

Participaram do estudo *WHI2* 10.737 mulheres; a metade, que não tinha útero, recebeu o Premarin, o estradiol equino sozinho, ou seja, sem o progestágeno-zumbi. A outra metade recebeu um placebo. Vejamos os resultados:

Das 5.310 mulheres do grupo do Premarin, a cada 1.000 mulheres examinadas:

- 5,5 *a menos* tiveram doença coronariana (no *WHI1* 2,5 a mais tiveram),
- 0,5 *a menos tiveram* AVC (no *WHI1* 2,5 a mais tiveram),
- 2,5 *a menos tiveram* câncer de mama (no *WHI1* 3 a mais tiveram),

- 1,5 *a menos tiveram* câncer de cólon (no *WHI1* 0,5 a menos tiveram),
- 8,0 *a menos tiveram* fraturas ósseas (no *WHI1* 12 a menos tiveram),
- 13 *a menos tiveram* diabetes (no *WHI1* 5,5 a menos tiveram).

Ou seja, de forma geral, as mulheres do grupo Premarin ficaram mais saudáveis que as do grupo que tomou placebo e que as mulheres do estudo *WHI1*. Segundo o *WHI2*, o estrogênio equino como princípio ativo exclusivo parece ter mais vantagens do que não tomar nada, e ele também pareceu ter um efeito muito melhor sem o progestágeno-zumbi. Mulheres que só tomaram o estrogênio equino tiveram um resultado de proteção da saúde cardiovascular. Juntamente com a separação em faixas de idade – e isso é muito importante –, constatou-se que o estrogênio protege melhor as mulheres mais jovens, ou seja, as que estão entre 50 e 59 anos. Em relação à proteção vascular, um número menor delas sofreu AVC. O risco de câncer de mama também caiu, o que torna o progestágeno-zumbi o principal suspeito do aumento da ocorrência de câncer de mama no estudo *WHI1*.

Então o diabo está mesmo nos detalhes! Sabemos muito bem disso nos círculos de especialistas, entre os colegas que se especializaram em medicina da menopausa. Os responsáveis pelo estudo *WHI1* também se manifestaram repetidamente desde então para desfazer o equívoco na interpretação do estudo, mas com sucesso limitado. O interesse geral dos médicos na menopausa continua extremamente baixo, e milhões de mulheres do mundo todo sofrem sem a terapia e passam pela menopausa sem acompanhamento médico. Muitas carregam até hoje os prejuízos que poderiam ter sido evitados por uma atuação médica sensata. Muitas fraturas do colo do fêmur em senhoras idosas – a grande maioria, na verdade – poderiam ter sido evitadas com uma terapia de reposição hormonal iniciada no momento correto. Inúmeros casos de problemas cardíacos e depressão, perda de memória e vitalidade, isso sem falar dos casamentos desfeitos e da autoconfiança destruída: tudo isso poderia ter sido evitado se tivessem oferecido às mulheres uma alternativa razoável.

É claro que existem críticos e fanáticos dos dois lados. Os críticos do estudo *WHI* dizem que o risco de câncer de mama foi destacado de forma desproporcional porque os pesquisadores usaram um teste estatístico complicado; que as mulheres eram velhas demais para começar a terapia hormonal - afinal, a idade média das mulheres era de quase 62 anos! De acordo com os padrões atuais, essa idade realmente é muito avançada. Como vimos, a janela de oportunidade se encerra, o mais tardar, dez anos depois da última menstruação. Hoje sabemos que a reposição hormonal correta deve começar quando a janela de oportunidade ainda está escancarada, e que deve ser vetada quando já há danos vasculares, com a presença das primeiras placas causadas pela aterosclerose. Com o início da administração de estrogênios de qualquer tipo, as placas ateroscleróticas que até então estavam presas nas paredes dos vasos sanguíneos de forma relativamente passiva poderiam se soltar e causar uma embolia ou um AVC. Além disso, nos dois estudos não foram excluídas mulheres que tinham histórico de câncer de mama na família ou um perfil de risco mais elevado por qualquer outra razão. (Que era o caso de muitas: diabetes, sobrepeso, hipertensão arterial, sedentarismo - para uma mulher de 60 anos e com sobrepeso nos Estados Unidos, isso é quase o padrão. Só para exemplificar, 34 das participantes tinham um IMC superior a 30.)

Más notícias são boas para os negócios

Infelizmente, desde então é recorrente cientistas de uma universidade qualquer (não necessariamente médicos, que dirá ginecologistas) fazerem pesquisas jogando todos os estrogênios e progestágenos - seja artificiais, seja animais ou humanos - no mesmo balaio. À procura de visualizações e cliques, a mídia se apropria desses resultados rapidamente, e em um segundo notícias chocantes são disseminadas. Assim, as manchetes, em parte também em meios de comunicação supostamente sérios, declaram que "hormônios causam câncer" e deturpam todos os fatos, o que me deixa extremamente irritada. Afinal de contas, esse tipo de desinformação confunde todo mundo, não só você, querida leitora, mas também médicos de todas as especialidades que não sabem como aconselhar suas pacientes em seus casos concretos.

Mas agora você já aprendeu um bocado e está em pé de igualdade comigo em termos de conhecimento, de modo que posso lhe dar a chave para a compreensão dessas notícias. A maioria dos estudos foi realizada com estrogênio equino, não com o beta estradiol transdérmico, e quase todos exclusivamente com progestágeno-zumbi, não com a progesterona natural. Um exemplo atual é um estudo da Inglaterra, uma meta-análise de 58 estudos sobre o tema câncer de mama e hormônios que foi publicada na renomada *The Lancet* no verão de 2019. O resultado apresentado foi que os hormônios elevam o risco de câncer, já que sem hormônios 6,3 mulheres a cada 100 teriam câncer de mama, e esse número subiria para 8,3 com a terapia. Exclusivamente com o estrogênio equino, o risco subiria de 6,3 mulheres para 6,8 mulheres a cada 100. Os autores desse estudo dizem que o tipo de progesterona – zumbi ou bioidêntica – não faz diferença, mas citam um estudo em que a progesterona bioidêntica *não* mostra risco aumentado para o câncer de mama. Mas esse achado fica escondido entre os outros inúmeros estudos citados, muitos dos quais dos anos 1990, quando os hormônios bioidênticos ainda estavam dando seus primeiros passos. Por isso a esmagadora maioria dos estudos e números disponíveis se baseia no trabalho com os suspeitos de sempre: estrogênios equinos e progestágenos-zumbis.

CAÇADORES DE MITOS

As terapias hormonais consideradas perigosas na mídia não são as prescritas hoje, mas antigos medicamentos combinados, que não são compostos de hormônios bioidênticos.

Por que isso acontece? Quanto maior o estudo, mais participantes ele tem, ou seja, mais confiável ele é considerado. Muitos dos grandes estudos vêm dos Estados Unidos, porque lá é mais fácil conseguir reunir o número de pacientes necessário rapidamente (afinal de contas, é um país de proporções continentais). Os hormônios bioidênticos foram considerados "coisa de hippie" durante muito tempo por lá, sendo colocados pelos médicos convencionais da mesma categoria que a cannabis medicinal. Eles eram distribuídos por meio de canais alternativos, vendidos em lojas de produtos naturais ou na internet e não eram submetidos a nenhuma regulamentação, ao contrário dos estrogênios equinos. Por isso não tinham o aval do FDA. Estudos médicos são muito caros – e sem um financiador poderoso como o Estado, uma universidade ou uma empresa farmacêutica, têm poucas chances de ser realizados nos Estados Unidos. É por isso que os estudos sobre hormônios bioidênticos foram realizados com mais frequência na Europa. Na França, por exemplo, eles são considerados a terapia padrão há anos e também são custeados pelo sistema público de saúde. Em um estudo de campo muito grande, o estudo de coorte E3N, 100 mil mulheres francesas foram acompanhadas desde 1990 com regularidade para a determinação de fatores de risco, entre outros, de câncer de mama. E nele foi confirmada a suspeita de que o progestágeno-zumbi aumenta a probabilidade de câncer de mama. A administração de estrogênio e progesterona bioidênticos, por sua vez, não aumentou o risco.[45,46] Outro estudo de Roma conseguiu demonstrar que os estrogênios com progestágeno-zumbi tendem a favorecer o infarto enquanto os estrogênios com progesterona natural tendem a proteger do infarto.[47]

É BOM SABER!

Os progestágenos sintéticos – que chamamos de progestágenos-zumbis – aumentam tanto o risco de câncer de mama quanto o de infarto.

Os hormônios bioidênticos, por outro lado, provavelmente tendem a diminuir o risco de câncer de mama – assim como o risco de infarto, causa número um de morte das mulheres na Europa!

Quando lemos essas informações, nos perguntamos por que os boatos sobre o suposto perigo dos hormônios persistem tão obstinadamente. Por um lado, temos as notícias da mídia que sugerem que qualquer tratamento hormonal seria perigoso; a hesitação de muitos ginecologistas, sobretudo os das antigas, parece ser uma confirmação disso. Por outro lado, todos os ginecologistas, ou pelo menos sua grande maioria, têm consciência do baixo perfil de risco dos hormônios bioidênticos em comparação com os outros tipos. É justamente por isso que a maioria das ginecologistas prescreve hormônios bioidênticos para si mesmas[48] e a maioria dos ginecologistas os prescreve para suas esposas e outras familiares.[49] Só que é realmente cansativo ter que argumentar todas as vezes por causa de bulas escritas por juristas e que refletem essencialmente os interesses das gigantes farmacêuticas, não necessariamente os das pacientes. As conversas sobre hormônios demandam tempo. O esclarecimento sobre a menopausa demanda tempo – um tempo que nem todos têm em uma consulta. Por isso muitos colegas desistiram, mesmo os que têm as melhores intenções com suas pacientes.

CAÇADORES DE MITOS

A maioria das ginecologistas (96 por cento) toma hormônios bioidênticos quando chega sua hora, e a maioria dos ginecologistas (98,5 por cento) os prescreve para suas esposas!

... e o que é mesmo que aumenta o risco de câncer de mama?

Se tudo que aumentasse significativamente o risco de câncer de mama fosse obrigado a vir acompanhado de uma advertência como os medicamentos hormonais, alguns setores da indústria sucumbiriam ou pelo menos sofreriam uma baita crise.

Um dos principais causadores do câncer de mama é o sobrepeso. Quem tem um índice de massa corporal (IMC) superior a 25 kg/m^2

já tem um risco levemente aumentado, e um IMC superior a 30 kg/m^2 aumenta o risco de câncer de mama em cerca de 58 por cento na pós-menopausa em relação a uma pessoa com o IMC normal.[50]

Já o **sedentarismo** representa um risco de câncer de mama 40 por cento maior em comparação com uma pessoa fisicamente ativa. Quando os dois se juntam, o sobrepeso e o sedentarismo, o risco dobra.

O **álcool** é outro fator muito frequente. Quem toma duas taças de vinho todos os dias ou mais de sete doses de bebida alcoólica na semana dobra o risco de câncer de mama (ou seja, ele é 100 por cento mais alto) em comparação com alguém que não bebe álcool. Também sabemos que o risco aumenta sete vezes se a pessoa também fumar!

Após o estudo *WHI1* com hormônios de cavalo e progestágenos-zumbis, as participantes tinham um risco 26 por cento maior de desenvolver câncer de mama em relação ao grupo placebo, que não recebeu hormônios artificiais.[51] No estudo *WHI2*, as participantes tinham um risco até 21 por cento *menor* de desenvolver câncer de mama em relação ao grupo placebo.

Então, se pensarmos bem – segundo a lógica de nossa sociedade –, todo pacote de batatinha, toda embalagem de sorvete, toda garrafa de espumante e todo sofá já produzidos deveriam vir com uma advertência de que seu consumo diário é cancerígeno. Não é para isso acabar com suas noitadas ou seus domingos de preguiça no sofá, mas simplesmente para mostrar que o fato de algo *não* vir com uma advertência assustadora não significa que não haja um risco envolvido. Simplesmente não há nenhum risco jurídico para a empresa. É muito complicado querer processar o fabricante de sofá ou a fábrica de sorvete se a pessoa passar a vida inteira sentada em uma poltrona com os pés no banquinho tomando sorvete em vez de ir à academia e depois acabar tendo câncer de mama.

Quanto aos desodorantes com alumínio, esses os pesquisadores ainda estão decidindo se são cancerígenos. O alumínio já pode ter sido detectado em grande quantidade em tumores nos seios, justamente em mulheres que usam muito desodorante. Mas ainda não está claro se o alumínio realmente favorece alguma coisa ou apenas se acumula na região.

Estatísticas da medicina: a disciplina favorita dos nerds

O mundo das estatísticas médicas pode parecer um pouco peculiar e desconcertante para as pessoas que estão de fora e não entendem nada de estatística. O estatístico fica animado com números que nos parecem abstratos e calculam riscos extraídos de forma estéril do quadro geral. A questão se torna problemática quando esses números são apresentados a nós, que não somos estatísticos, sem instruções de uso, pois não sabemos interpretá-los e não entendemos o que realmente significam.

Observemos a questão do risco relativo: trata-se de um número que descreve a probabilidade de desenvolver uma doença quando o comportamento X é realizado regularmente. Isso é comparado com o risco básico, estabelecido em 1,0.

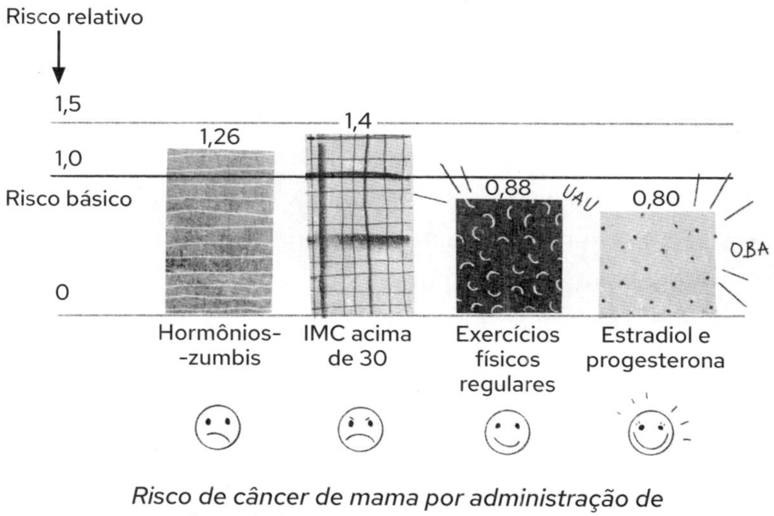

Risco de câncer de mama por administração de hormônio ou estilo de vida específico

Vejamos alguns exemplos de como foi calculado no estudo *WHI1* o risco relativo de desenvolver câncer de mama pela ingestão de hormônios-zumbis.

No gráfico, esse risco está aumentado em 26 por cento em relação ao risco básico, ou seja, o valor é 1,26. Portanto, o risco é aumentado.

Agora vejamos alguns outros riscos relativos do câncer de mama. Em correlação com um índice de massa corporal superior a 30, esse risco é de 1,4.

Já o risco representado por hormônios bioidênticos e avaliado no estudo francês CECILE foi de 0,80 e, no caso de exercícios físicos regulares, 0,88 – ou seja, ambos mais baixos que o risco básico.

Mas o que isso significa para você na vida real? Para fins de comparação, vejamos um risco relativo que é claro para qualquer pessoa quando vê as imagens nas embalagens de cigarro: o risco de ter câncer de pulmão por causa do cigarro.[52]

Dessa perspectiva, os riscos relativos de desenvolver câncer de mama assumem outra ordem de grandeza, pois são muito menores em termos de probabilidade do que aquilo que as pessoas geralmente acham. A afirmação de que toda mulher teria um risco de 12 por cento de ter câncer de mama na vida, ou seja, uma em cada oito, também é muito disseminada. Vamos dar uma olhadinha em como se chegou a esse número:

- Aos 20 anos, o risco de câncer de mama nos dez anos seguintes é de 1 em 1.429, ou seja, 0,07 por cento.
- Aos 30 anos, o risco de câncer de mama nos dez anos seguintes é de 1 em 208, ou seja, 0,5 por cento.
- Aos 40 anos, o risco de câncer de mama nos dez anos seguintes é de 1 em 65, ou seja, 1,5 por cento.
- Aos 50 anos, o risco de câncer de mama nos dez anos seguintes é de 1 em 42, ou seja, 2,4 por cento.
- Aos 60 anos, o risco de câncer de mama nos dez anos seguintes é de 1 em 28, ou seja, 3,5 por cento.
- Aos 70 anos, o risco de câncer de mama nos dez anos seguintes é de 1 em 25, ou seja, 4,1 por cento.

E assim calculamos o risco absoluto de uma mulher ter câncer de mama em algum momento da vida como sendo de 12,07 por cento. Esse número é resultado do somatório de tudo: 0,07 + 0,5 + 1,5 + 2,4 + 3,5 +

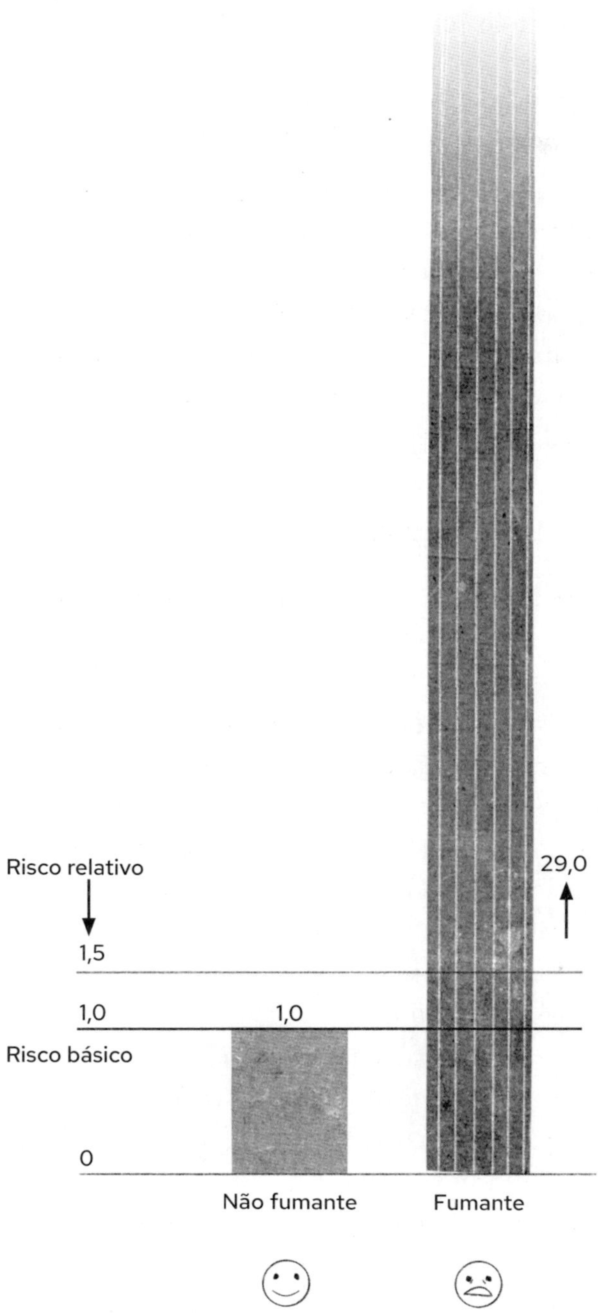

Risco de câncer de pulmão em relação ao tabagismo

4,1 = 12,07 por cento, ou seja, uma em cada oito mulheres.[53] Isso quer dizer que não corresponde a você em sua idade atual, mas é um risco acumulado até o 80º ano de vida.

Além disso, sabemos que houve erros na coleta desses dados: o software contou algumas pacientes duas ou três vezes quando, por exemplo, tiveram câncer de mama uma vez e mais tarde novamente. Além disso, membros da mesma família não foram considerados, o que restringiu artificialmente a população não afetada no conjunto.

Não quero minimizar os riscos de câncer de mama de forma alguma, longe de mim. Só quero mostrar, à luz desse exemplo, como os números e as estatísticas mudam nossa percepção e nossa atitude.

Cinco pontos para guardar

Então o que podemos concluir? Resumi os cinco pontos mais importantes:

1) Os progestágenos-zumbis estimulam o câncer de mama. Por isso fique longe dos comprimidos com progestágenos artificiais.
2) Os medicamentos hormonais orais que contêm estrogênio equino e progestágeno-zumbi aumentam o risco de infarto e AVC, especialmente quando começam a ser tomados muito tempo depois da menopausa. Além disso, são metabolizados no fígado, aumentando também o risco de trombose.
3) O uso de estrogênios equinos talvez fosse razoável nos anos 1990, mas agora aplicamos o beta estradiol bioidêntico sobre a pele e deixamos nosso pobre fígado livre das influências dos hormônios animais. E também deixamos as éguas em paz nos campos em vez de forçá-las a encontros sexuais com garanhões.
4) A reposição com estradiol bioidêntico e progesterona natural não aumenta o risco de câncer de mama; provavelmente até o diminui. Um estilo de vida pouco saudável, por sua vez, aumenta o risco sem sombra de dúvida!
5) O momento para iniciar a reposição hormonal é crucial. Quem a

inicia na perimenopausa ou logo depois previne justamente as doenças que mais matam a maioria das mulheres no mundo todo e mais prejudicam sua qualidade de vida.

Como entrar no ritmo dos hormônios

Agora você já está no nível avançado. Sabe que a deficiência de hormônios naturais gera doenças cardiovasculares e sobrepeso com gordura abdominal, o que, por sua vez, favorece o surgimento de diabetes, câncer e mais sobrepeso. Também já sabe que a deficiência de estrogênio gera problemas articulares, depressão, osteoporose e perda de acuidade mental, assim como muito estresse.

Você já tem consciência de que não fazer nada em relação a isso e viver permanentemente com deficiências hormonais representa um risco maior de sofrer com as doenças fatais mais comuns de nossa civilização, e que, a longo prazo, a própria deficiência deixa as pessoas mais doentes. Também já conhece a diferença entre a terapia tradicional com hormônios artificiais e progestágeno-zumbi e a terapia com hormônios bioidênticos, e já pode contra-atacar com confiança quando familiares ou conhecidos lhe contarem histórias de terror sobre comprimidos de hormônios e seios amputados. Quando a mídia divulgar as próximas notícias sobre terapias hormonais perigosas você ficará tranquila, porque poderá olhar para os dados com seu novo conhecimento adquirido e falar sobre o assunto com sua médica de confiança.

Agora vamos dar o próximo passo. Vou lhe ensinar qual a melhor forma de proceder e quais as etapas para o tratamento caso você decida fazer a terapia com hormônios bioidênticos.

Já preciso fazer alguma coisa na pré-menopausa?

Na pré-menopausa, você se sentirá (assim espero) bem na maior parte do tempo. A menstruação virá com regularidade. Talvez você já sofra mais intensamente de SPM, mas pode ser que tudo esteja como sempre esteve. Contudo, a partir dos 35 anos, talvez não seja uma má ideia fazer uma verificação dos seus níveis hormonais, ou seja, um exame de sangue após a menstruação – quando estamos nos sentindo bem. Se possível, faça os exames no mesmo laboratório em que pretende fazer todo o acompanhamento durante a menopausa, porque assim você registra os *seus* valores de referência e os resultados ficam armazenados, de modo que você possa compará-los ao longo do tempo. Existem laboratórios especializados em hormônios que fornecem uma interpretação por escrito, enquanto outros têm outras unidades ou interpretam os resultados de forma um pouco diferente. Quando uma paciente traz um exame de sangue de outro médico, geralmente sei interpretá-lo, mas nem sempre isso funciona 100 por cento, e às vezes tenho que solicitar outro exame com novos indicadores.

É BOM SABER!

Se possível, faça o exame de sangue na semana após a menstruação – assim você identificará seus valores ideais de bem-estar!

É claro que existem valores de referência para os hormônios, mas cada mulher tem uma faixa específica em que se sente melhor. Algumas, por exemplo, precisam de pouca progesterona para se sentirem totalmente felizes, enquanto outras precisam de muito mais. Algumas são muito sensíveis ao estrogênio, desenvolvendo mamilos doloridos por exemplo, já outras precisam de quantidades maiores de estrogênio para não suarem em excesso. Nesse sentido, cada mulher tem sua configuração.

Ou seja, o ideal é registrar os valores de quando você se sente bem, seus valores-alvo, por assim dizer. Mas o exame de sangue não pode ser feito se você ainda estiver tomando a pílula ou usando qualquer outro tipo de contracepção hormonal! Senão os valores do exame de sangue só refletirão os hormônios, não sua faixa real de bem-estar.

Mas se você já for mais velha e estiver na perimenopausa ou na pós-menopausa, tudo bem, encontraremos sua faixa de bem-estar mesmo assim!

Quando observamos os valores de referência do estrogênio, da progesterona e da testosterona, notamos que a faixa que consideramos "normal" compreende um intervalo relativamente grande de diferentes valores que são alcançados ao longo de um ciclo normal. Abordemos primeiro o estrogênio, ou sua variante mais ativa, o beta estradiol. No início do ciclo, na fase folicular, o estradiol começa em torno de 30 pg/ml e sobre até 530 pg/ml antes da ovulação. Após a ovulação, o estradiol cai um pouco e depois tem mais uma leve queda, chegando a 210 pg/ml antes de cair novamente.

A progesterona se inicia em menos de 0,1 ng/ml (nanograma por mililitro) no início da menstruação e aumenta na segunda metade do ciclo, quando pode chegar a 27 ng/ml. Por volta do 21º dia do ciclo, deve estar acima de 10 ng/ml.

Já a testosterona oscila sutilmente junto ao nível de estrogênio e costuma ficar em 0,06 µg/ml (micrograma por mililitro) no início do ciclo e atingir 0,86 µg/ml quando o estrogênio alcança seu auge.

(Se você se admirou com as diferentes unidades dos hormônios, saiba que isso tem a ver com a eficiência das moléculas individuais. Um µg de testosterona não é o mesmo que um µg de estradiol, assim como uma colher de chá de páprica doce não é comparável, em termos de pungência, a uma colher de chá de wasabi.)

E quando meus valores estão normais no exame, mas mesmo assim eu gostaria de aliviar meus sintomas na segunda metade do ciclo, porque tenho uma SPM de filme de terror e enxaqueca? O exame de sangue nem sempre é determinante – afinal, só reflete um instante e é uma espécie de selfie dos valores hormonais. Se seus valores parecerem "certinhos", mas você me disser que percebe uma mudança a partir da segunda metade do ciclo, o certo é começar a tomar progesterona. Fale com seu médico sobre isso.

É BOM SABER!

- Na pré-menopausa, vale ouro fazer um exame para medir os hormônios em sua fase de bem-estar! Assim, teremos "valores de referência" que usaremos como meta.
- O exame deve medir os níveis de estradiol, progesterona e testosterona.
- Quem tiver sintomas na segunda metade do ciclo pode tomar progesterona para aliviá-los.

O que você deve fazer sem falta nesse período são exercícios físicos regulares – além de manter uma alimentação saudável. As mulheres que têm um estilo de vida saudável de forma geral lidam melhor com as mudanças na perimenopausa.

E o que devo fazer na perimenopausa?

Na perimenopausa, as ovulações se tornam mais raras e, quando ocorrem, muitas vezes não têm a mesma qualidade. Sabemos que a progesterona sobe na segunda metade do ciclo após uma ovulação bem-sucedida e que uma ovulação mais para lá do que para cá implica uma elevação insuficiente em seus níveis.

A progesterona, nosso hormônio relaxante, começa a rarear, e nós percebemos sua falta – sono de pior qualidade, mau humor, a chegada da menstruação antes ou depois da hora, possível inchaço nas mãos e nos pés.

O exame de sangue para avaliar os níveis hormonais deve ser feito na segunda metade do ciclo – mas o que isso significa exatamente? Quando a menstruação está totalmente louca, pode ser difícil determinar esse momento. O mesmo vale para as mulheres que não têm mais útero, porque, na ausência dos sangramentos, só podemos presumir em que período do ciclo estão. Nesse caso, o ginecologista também não sabe quando a segunda metade do ciclo se inicia. Às vezes é possível constatar se houve ovulação com base no exame de sangue e, assim, delimitar o ciclo em certa medida.

A medida mais eficaz é iniciar a suplementação de progesterona em um dia em que a mulher não esteja menstruando.

É BOM SABER!

Quem não tem mais útero não sabe em que momento do ciclo está nem se já entrou na menopausa. Nesse caso, é necessário um exame de sangue para descobrir a situação hormonal da mulher e fazer as suplementações adequadas. Às vezes é preciso fazer vários exames de sangue durante um período maior de tempo, por exemplo, seis meses, para obter uma visão do quadro geral.

E como a gente começa? É claro que primeiro a mulher tem que ser examinada, especialmente no caso de distúrbios hemorrágicos, para excluir outras condições, como um pólipo no útero ou resultados anormais no exame preventivo. Mas quando os sangramentos irregulares são claramente de fundo hormonal, justifica-se começar a suplementação de progesterona.

Ou seja, se seu ginecologista lhe der o sinal verde, você começa a tomar progesterona micronizada na forma de cápsula à noite. A medicação deve ser tomada à noite, imediatamente antes de dormir, porque ela relaxa o cérebro. Dependendo de quão baixo estava seu nível, pode ser que você realmente sinta o efeito, fique cansada e precise ir se deitar. Mas não se trata de remédio para dormir, e é claro que não vicia, não se preocupe com isso. O resultado deve ser um sono de qualidade e tranquilo, de preferência até o despertador tocar. Além disso, seu humor deve melhorar e você deve voltar a se sentir "normal". Os efeitos já podem ser sentidos depois da primeira cápsula, porque a progesterona micronizada tem uma ação rápida e é rapidamente metabolizada pelo corpo.

Algumas mulheres absorvem a progesterona melhor na mucosa vaginal que no trato digestivo. Portanto, se não sentir tanto efeito, você também pode recorrer à cápsula vaginal. Por motivos práticos, eu recomendaria – na medida do possível – fazer isso após as relações sexuais, caso o sexo esteja no menu da noite. Apesar de não haver nenhuma possibilidade de dano se o homem absorver parte da cápsula dissolvida, pode ser que a consistência acabe atrapalhando o romance.

Após o início do tratamento, solicito uma consulta de retorno dentro de seis a oito semanas para saber como você está se sentindo. Se tivermos valores de referência para a progesterona, por exemplo, da época em você ainda se sentia bem, vale a pena fazer um novo exame de sangue para vermos como está a situação. Se seu sono ainda não estiver ideal ou o humor também não estiver muito bom, pode-se fazer uma tentativa de aumentar a dose. Mas, sinceramente, a maioria das mulheres fica bem no início com uma dose padrão.

É possível tomar progesterona "em excesso"? É claro. Nesse caso, o excesso vai se refletir em cansaço durante o dia e também em pouca disposição, na necessidade de se recolher e em pouca vontade de estar entre pessoas. Se a dose inicial for alta para você, há a possibilidade de manipular cápsulas de progesterona em menor dosagem.

INÍCIO RÁPIDO DA PROGESTERONA

Quando usar? No caso de dificuldade em permanecer dormindo, oscilações de humor, SPM, vários sintomas antes da menstruação, como enxaqueca, e para compensar o uso de estradiol.

Como? Iniciar a administração de progesterona micronizada à noite, antes de ir dormir.

O que você vai perceber? Melhora do sono e do humor, SPM menos intensa, menos sintomas em geral.

E se você tiver sintomas que apontem para uma deficiência de estrogênio? Agora já sabemos quais são: ondas de calor, depressão ou dores nas relações sexuais. É possível ter esses sintomas juntamente com indícios de deficiência de progesterona ou isoladamente.

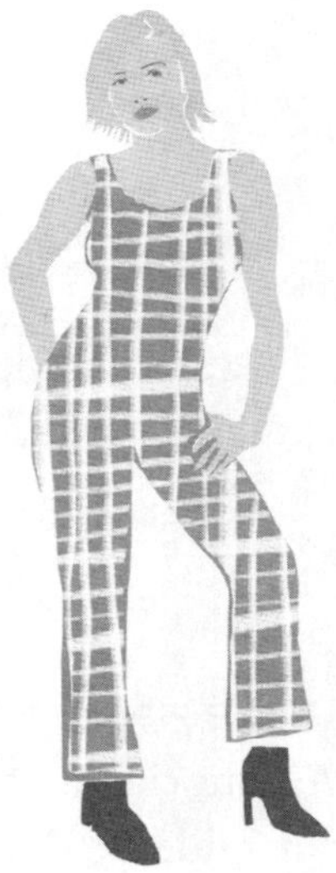

É no início da perimenopausa que os níveis de estrogênio no sangue podem ficar completamente instáveis. Podem ser muito altos hoje e extremamente baixos no mês que vem, fazendo com que seus sintomas oscilem entre a normalidade e uma intensidade digna de filme de terror.

Tanto os sintomas relatados quanto os valores do exame de sangue ajudam a montar o quebra-cabeça, por isso é importante fazer o exame de sangue para entender a questão como um todo.

Se você tiver sintomas, recomendo definitivamente o tratamento com estradiol. Estes são os sintomas.

Ondas de calor

Como sabemos, elas são um pedido de socorro do corpo, um sinal de alerta mostrando que os ovários não estão reagindo mais aos chamados do hipotálamo – nosso Charlie. Por isso aumentamos o nível de estradiol novamente para levá-lo a um nível baixo dentro da faixa de normalidade.

Quando surgem as ondas de calor, prescrevo um gel ou spray de estradiol uma vez ao dia, de manhã, para iniciar o tratamento. Essa é a dose mais baixa. O objetivo é você não ter mais ondas de calor – e isso é importante! Não é para ter menos ondas, ondas suportáveis, mas para elas desaparecerem.

Se você ainda continuar sentindo-as após 14 dias, eu aumentaria a dose. Caso você se sinta bem durante o dia, mas tiver ondas de calor à noite, também pode aplicar um pump antes de dormir. Se você só tem ondas de calor à noite, pode experimentar passar o medicamento de manhã ou à noite e verificar se se sente melhor.

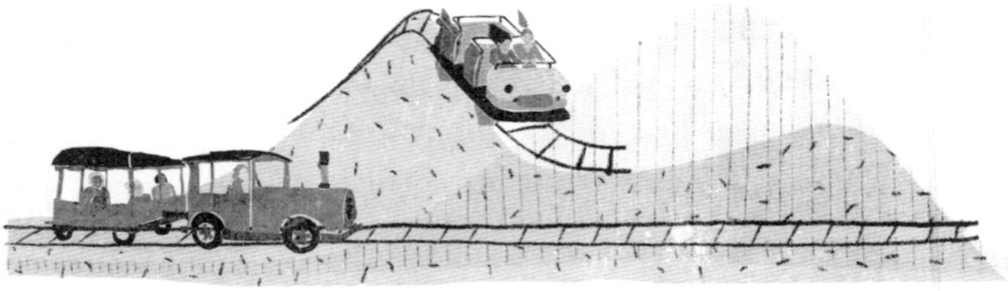

O objetivo da terapia do bem-estar: o estradiol deve ficar na faixa normal baixa como ficava antes, sem altos e baixos radicais.

Depressão / agressividade

A maioria das mulheres afetadas diz que não é ela mesma quando está sofrendo de deficiência de estradiol e progesterona. Morrer de tristeza e virar um monstro por coisas insignificantes é algo que pode estragar o dia da pessoa, e quando, ainda por cima, o sono não vem à noite, aí lascou tudo.

Se você não está se reconhecendo, aconselho-a a ir ao ginecologista para pedir um exame de sangue e medir suas taxas.

E quando as taxas estão um pouco baixas, mas ainda não estão "realmente" no nível da perimenopausa? Nesse caso, os sintomas são determinantes! Aqui a pessoa ganha do papel e, na dúvida, comece a passar o estradiol transdérmico de manhã e tomar a progesterona à noite. Observe como se sente. Você não tem nada a perder, e se o tratamento não ajudar em nada (o que é raro), pode parar de tomar tudo. Mas se esse for o caso, eu pesquisaria mais a fundo e lhe recomendaria procurar um psicólogo ou psiquiatra – o que não é vergonha nenhuma e não deve ser estigmatizado. Quando a química cerebral não está em desequilíbrio por razões hormonais, passamos a bola para os especialistas da mente. E não há nada errado nisso.

É BOM SABER!

Na hora de tomar a decisão sobre a reposição hormonal na perimenopausa, seus sintomas são mais importantes que o exame de sangue! A pessoa ganha do papel.

Dores articulares

Quando surgirem dores articulares de causa desconhecida, por favor, poupe a ida ao ortopedista ou clínico geral e primeiro peça ajuda ao ginecologista para verificar como estão seus hormônios. Se você estiver na perimenopausa ou já na pós-menopausa, chegou a hora de fazer algo. Inicie a reposição hormonal, mas espere quatro semanas para avaliar os resultados, pois as articulações podem demorar a se acalmar. Se você já estiver com dor há algum tempo, pode ser que o ajuste hormonal não ajude mais, mas vale a pena fazer uma tentativa!

INÍCIO RÁPIDO DO ESTROGÊNIO

Quando usar? No caso de ondas de calor, oscilações de humor, dores articulares ou outros sintomas relacionados à deficiência de estrogênio.

Como? Começar o tratamento com gel ou spray de estradiol transdérmico pela manhã e observar por pelo menos 14 dias. À noite, para equilibrar, tomar uma cápsula de progesterona. Aumentar a dose caso haja necessidade, também usando o medicamento à noite no caso de suores noturnos (nesse caso, passar a usar de manhã e à noite). A utilização máxima é de cinco vezes ao dia.

O que você vai perceber? Os sintomas diminuirão significativamente, você voltará a se sentir "você mesma".

E se eu tiver acabado de entrar na pós-menopausa? Ou já estiver na pós-menopausa há muito tempo? O que devo fazer nesse caso?

Se você só chegou a este livro agora e ainda não fez nada, não se preocupe. Contanto que sua última menstruação não tenha ocorrido há mais de dez anos, ainda não é tarde demais. Relembremos a janela de oportunidade. Podemos iniciar a reposição hormonal entre seis e no máximo dez anos depois da última menstruação, contanto que você seja saudável e não tenha hipertensão arterial ou doenças cardíacas nem tenha tido uma trombose profunda ou embolia pulmonar. Mas se você já tiver algumas doenças crônicas, primeiro elas precisam estar controladas e sua última menstruação não pode ter ocorrido há mais de seis anos (é claro que a última palavra é do ginecologista).

Se você tiver sintomas, já estiver sendo atormentada por ondas de calor ou outras questões surgidas na perimenopausa há um tempo, valem as mesmas regras que enumerei na seção anterior sobre a reposição de progesterona e estradiol. A única exceção é a necessidade de repor o estradiol de qualquer forma, mesmo que você não tenha nem nunca tenha tido sintomas. O estradiol *precisa* ser reposto para impedir ou interromper um prolapso dos órgãos pélvicos, que se desenrola no pano de fundo.

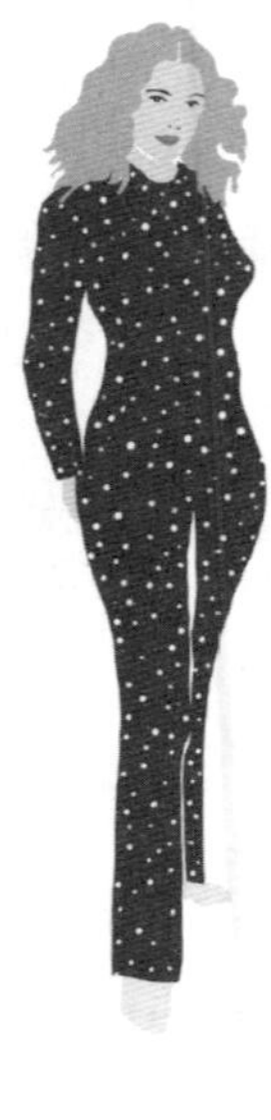

É claro que é necessário fazer exames ginecológicos antes de iniciar a reposição hormonal, de preferência com ultrassom de mamas e, conforme o caso, mamografia (veremos mais sobre isso adiante). Na minha opinião, um ultrassom do útero e dos ovários também é importante, porque pode nos dar informações complementares sobre seu estado hormonal e geral.

Também costumo pedir sempre um exame de sangue para medir os níveis hormonais antes de iniciar a administração de qualquer hormônio, para termos valores iniciais. E mesmo que os resultados não tragam nenhuma grande revelação, inicio a reposição hormonal, pois sabemos que os valores do exame são secundários. A pessoa ganha do papel. A não ser que você esteja na pós-menopausa, porque, nesse caso, seu status ganha da pessoa. Ou seja, se seus níveis hormonais estiverem no chão, mas você estiver se sentindo bem por já ter "passado pela menopausa" (o que geralmente significa que as ondas de calor melhoraram), isso não quer dizer de forma alguma que você não deva ser tratada.

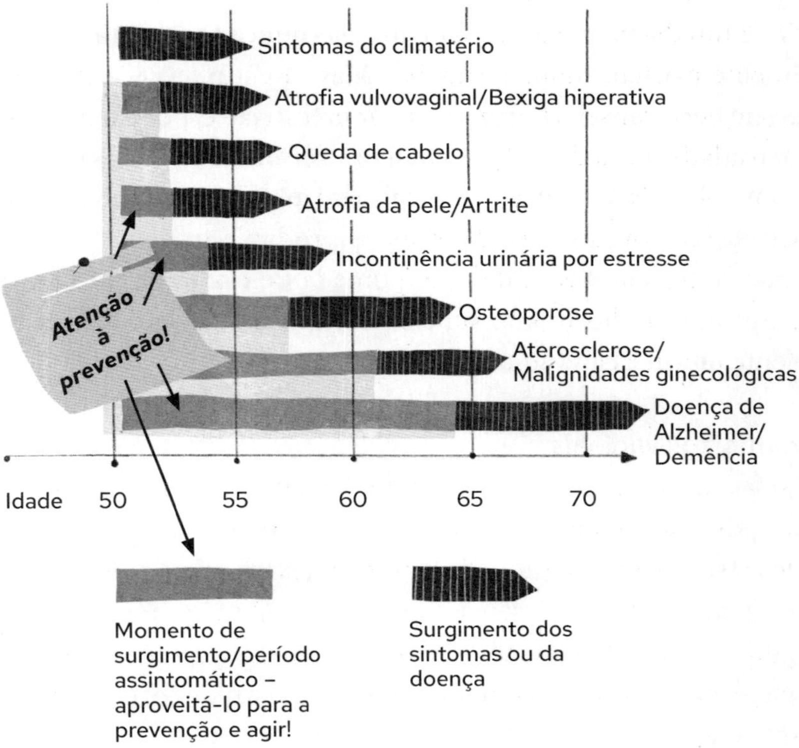

É BOM SABER!

A partir da pós-menopausa, níveis hormonais ruins prevalecem sobre o suposto bem-estar – o papel ganha da pessoa.

Aliás, já que estamos falando sobre o assunto, o vocabulário da menopausa carece de uma mudança. Preciso enfatizar mais uma vez: nunca "acabamos de passar" pela menopausa no sentido de que as coisas voltam a se normalizar. Na verdade, os receptores que registram as ondas de calor, nossos instrumentos de medição, simplesmente se cansaram e já não funcionam mais.

E, sim, há mulheres que nunca tiveram ondas de calor e outras que continuaram menstruando normalmente até que a menstruação parou de vir de um dia para o outro sem que elas nunca tenham tido sintomas. Realmente existem mulheres assim. Mas são a exceção, e mesmo elas deveriam verificar seus hormônios por precaução e, por exemplo, medir sua densidade óssea de tempos em tempos. Afinal, sabemos que mulheres com sobrepeso muitas vezes não têm problemas depois da última menstruação, porque o tecido adiposo produz estrogênio. Nesse caso, elas não se beneficiariam de uma pomada de estradiol, pois provavelmente produzem hormônio suficiente. Muitas vezes também têm uma excelente lubrificação vaginal.

Desconfortos vaginais

Portanto, às vezes mulheres corpulentas ainda produzem estrogênio em quantidade suficiente e geralmente não precisam nem de um creme de estriol para a vagina. As outras precisam iniciar um tratamento local. Quando? De preferência, antes de começar a ter sintomas – é seu ginecologista quem sabe! Pergunte a ele, pois agora você já sabe que ele não vai necessariamente mencionar isso de forma espontânea durante o exame de rotina.

Quando você começar a passar o creme de estriol, aplicará uma quantidade equivalente a uma ervilha na entrada da vagina todas as noites. A maioria deles vem com um aplicador que costuma ser desnecessário, porque o interior da vagina ainda está em ótimo estado. Além disso, alguns desses cremes têm um percentual maior de álcool, o que pode causar ardência no início. Mas ela deve passar em alguns minutos. Se não passar, é recomendável experimentar outra marca. Quem tiver intolerância aos cremes prontos da farmácia por causa do teor de álcool pode encomendar um em uma farmácia de manipulação; porém, eles costumam ser mais caros, e levam alguns dias para ficar prontos.

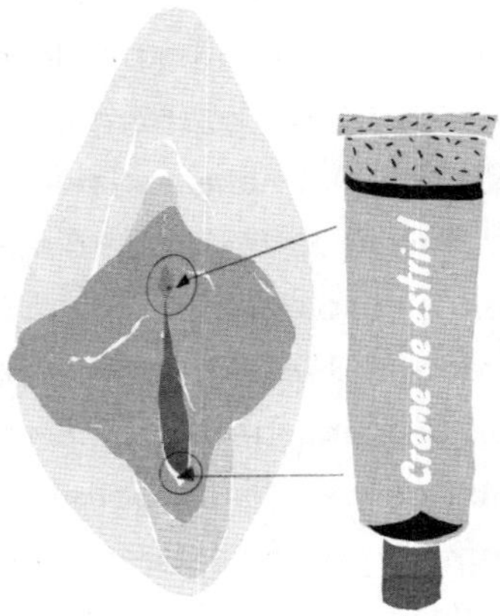

O creme de estriol deve ser aplicado sobretudo na entrada da vagina e na uretra.

Também existem supositórios vaginais de estriol, desde muito fracos até fortes, mas eles "vazam" ao longo do dia. Isso significa que se forem inseridos à noite será necessário usar um absorvente no dia seguinte ou às vezes durante vários dias, o que pode ser bastante inconveniente. Mas também há situações em que prescrevo os supositórios de forma complementar, quando a vagina já está sofrendo com a deficiência hormonal nas áreas médias ou posteriores – o que consigo ver no exame vaginal. Algumas pacientes usam um comprimido de estradiol, feito para uso oral, e o inserem na vagina. Esse método pode ser parcialmente bem-sucedido, mas não está claro em que medida as sensíveis áreas vaginais frontais e a uretra se beneficiam dele. Por isso favoreço a aplicação direta com o dedo.

Se você quiser ter intimidades sexuais com o parceiro ou a parceira à noite após ter passado o creme, pode retirar o excesso com um lenço antes. Não está comprovado se e em que medida a substância é transferida para o parceiro durante o sexo, mas, ainda assim, a maioria dos cremes tem um desempenho lamentável como lubrificante e não causa uma sensação muito agradável durante o sexo.

É BOM SABER!

Trate seu ginecologista como um dentista! Ele é capaz de ver as mudanças antes de você as sentir, por isso pergunte o que ele está vendo! Caso contrário, ele não lhe dirá necessariamente (não por preguiça ou relutância, mas provavelmente porque ninguém pergunta isso a ele). Nesse sentido, seu ginecologista assumirá um papel semelhante ao de um dentista durante o check-up semestral.

O tratamento com o creme de estriol na perimenopausa e na pós-menopausa nunca começa *cedo demais* e nunca *dura muito tempo*. Você pode começá-lo aos 40 e poucos anos e continuá-lo até ter 146 anos. O creme de estriol é como uma pasta de dentes para a vagina!

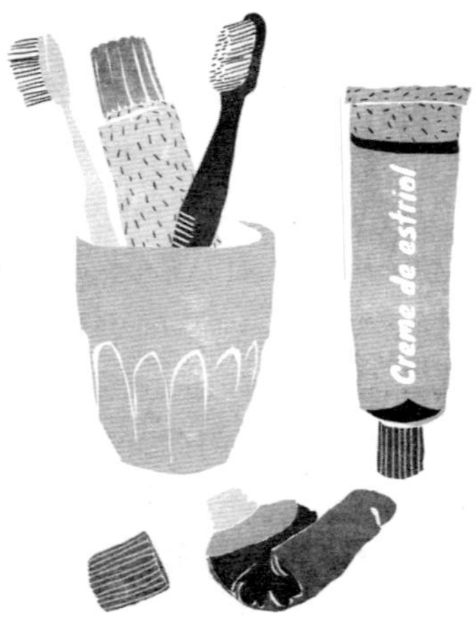

Perda da libido, insensibilidade do clitóris e sensação geral de desânimo

Outro problema da pós-menopausa é a perda da libido, que afeta muitas mulheres silenciosamente e pode levar a graves crises no relacionamento. Para piorar, também pode ser que o clitóris se torne menos sensível na perimenopausa e na pós-menopausa. Algumas mulheres chegam a afirmar que se sentem "mortas nos países baixos". Mas mesmo aquelas cuja libido não desapareceu ou que não ligam muito para isso costumam sentir uma queda nítida da energia na perimenopausa e na pós-menopausa. Quando a pessoa trabalha muito e está sempre rodeada de listas de tarefas gigantes, isso é um problema sério. E a culpada do sofrimento geralmente é a deficiência de testosterona.

Como sabemos, a testosterona não tem valores normais muito bem definidos, por isso é necessário primeiramente descobrir sua faixa pessoal de bem-estar. Novamente, o primeiro passo é fazer um exame de sangue e avaliar suas taxas. Se seus níveis de testosterona não estiverem dentro dos níveis altos da faixa considerada normal, vale a pena iniciar o uso do gel de testosterona. Ele é aplicado todas as manhãs na pele, de preferência em um local em que a pele seja fina e não tenha muito tecido adiposo, por exemplo, na parte externa dos braços, atrás dos joelhos ou na parte interna dos antebraços. Recomendo iniciar com uma quantidade do tamanho de uma ervilha e fazer um balanço depois de quatro semanas. No mais tardar, seis semanas depois eu pediria um novo exame de sangue para verificar sua situação hormonal. E mais uma vez: esqueça o famigerado risco de masculinização! Em primeiro lugar, isso não acontece com tanta rapidez e, em segundo, você precisaria de quantidades exorbitantes de testosterona para derrubar completamente seus níveis de estrogênio, que, aliás, também sempre deve ser reposto em caso de deficiência. Na pós-menopausa, nunca repomos só a testosterona sem termos níveis suficientemente altos de estradiol!

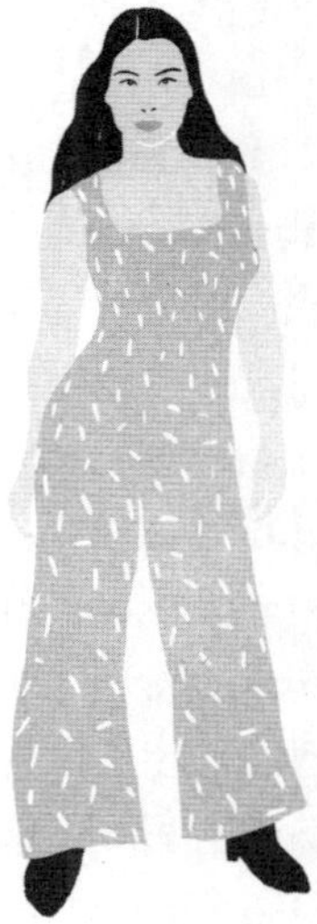

INÍCIO RÁPIDO DA TESTOSTERONA

Quando usar? No caso de diminuição da libido e da sensibilidade clitoriana, assim como de queda de energia.
Como? Passar uma quantidade equivalente a uma ervilha diariamente na pele pela manhã, com possível aumento da dose após acompanhamento do médico.
O que você vai perceber? A energia e o interesse sexual voltarão a subir.

Gestão do estresse

O que se torna claro para a maioria das pessoas, pelo menos durante a perimenopausa, é a necessidade de pensarmos a gestão do estresse. Sintomas que variam muito acompanhados de noites insones geram maior propensão a crises nervosas. Além disso, não podemos esquecer que justamente as mulheres de meia-idade costumam desempenhar mais funções que todos os outros grupos populacionais. As que estão entrando na menopausa agora geralmente tiveram filhos mais tarde que a geração anterior, e essas crianças muitas vezes ainda estão na puberdade. Verificar deveres de casa, estar presente para os filhos, realizar as tarefas domésticas, organizar a rotina das crianças, mas também cuidar da limpeza, dos reparos em geral, da casa – tudo isso ainda é tarefa quase exclusiva das mulheres. As que já estão na faixa dos 40 e permanecem no mesmo emprego há algum tempo costumam ter mais responsabilidades que as colegas mais jovens. Elas construíram uma carreira trabalhando de forma independente e não querem jogar tudo para o alto agora. Esse não é o momento de sentir-se indisposta no trabalho, pois uma demissão seria uma catástrofe na vida profissional. Além disso, muitas mulheres no início ou no fim dos 40 anos precisam cuidar cada vez mais de pais ou sogros. Essa é uma tarefa que ainda fica a cargo das mulheres em 99 por cento dos casos, mesmo que trabalhem em tempo integral e tenham irmãos ou maridos que poderiam facilmente dividir a tarefa com elas. Sim, a sociedade conta com as mulheres da meia-idade, e elas têm que se virar nos trinta, como vêm fazendo há décadas.

Quem tem muito estresse produz altas quantidades de cortisol e adrenalina. Esses são nossos hormônios do estresse, que nos levam a mobilizar mais energia para fugir de situações de perigo desde o tempo das cavernas. Além do mais, como sabemos, é o cortisol que gera ganho de peso para criar reservas. A mensagem que chega ao nosso organismo, ainda programado para a Idade da Pedra, é que tempos difíceis virão pela frente, com escassez de comida e grandes perigos. Por isso é necessário guardar energia.

SEÇÃO DOS NERDS

O cortisol é produzido no córtex adrenal, mas também a partir da pregnenolona, uma molécula precursora de todos os hormônios esteroides – em nosso caso, o cortisol, a progesterona, a testosterona e o estrogênio. A pregnenolona é a mãe originária, a sopa primordial dos hormônios a partir da qual são produzidos todos os hormônios sexuais. No caso de muito estresse e, acima de tudo, de estresse prolongado, acontece o que chamamos de *o roubo da pregnenolona*. Nesse caso, a pregnenolona não é mais dividida igualmente entre os quatro hormônios. O cortisol pega tudo para ele e dá o fora. Portanto, o estrogênio, a progesterona e a testosterona não são mais produzidos suficientemente, ou pelo menos não em sua totalidade. Além disso, o cortisol tem o mesmo receptor que a progesterona, e uma vez estabelecido lá, não é tão facilmente afugentado assim. Esse também é um dos motivos pelos quais o estresse causa ainda mais estresse. Com os níveis aumentados de cortisol, a progesterona não consegue produzir seus efeitos plenamente, e precisamos de uma quantidade maior de nosso hormônio da calma para nos sentirmos bem.

Ou seja, a consequência dos altos níveis de estresse é o excesso de cortisol no sangue, o que pode ser uma verdadeira pedra no caminho de todo o nosso planejamento hormonal. A influência permanente do cortisol não só nos leva a ganhar peso como também nos deixa exaustas o tempo todo e sem disposição para ir à academia ou fazer exercícios. Para piorar, muitas vezes precisamos de quantidades mais altas dos hormônios para nos sentirmos bem.

E temos aqui mais um bom motivo para destacar a terapia hormonal bioidêntica. Se você perceber que, apesar do tratamento, ainda sente os sintomas ou teve uma piora, pode aumentar a dose. Ou seja, em vez de um pump do gel de estradiol por dia, pode aplicar dois. No início, você muito provavelmente fará isso só após consultar a ginecologista, mas chega uma hora em que você pega o jeito da coisa e consegue ajustar a dosagem às suas necessidades.

E essa é outra diferença importante em comparação com as pílulas hormonais convencionais. Era necessário sempre tomar a mesma dose delas todos os dias, independentemente de ser muito ou pouco para aquele dia. Mas a reposição hormonal bioidêntica moderna deve ser utilizada de modo a se adequar às necessidades da mulher. Você aprenderá a escutar seu corpo e ajustar sutilmente a medicação. Isso é fantástico e é o que mais se aproxima das nossas necessidades naturais. Se refletirmos sobre o assunto, você praticamente se torna seu próprio Charlie: consegue sentir quando está com quantidades muito baixas de um ou outro hormônio e pode agir rapidamente, convocando novas panteras na forma de gel ou cápsula. Se achar que passou um pump a mais em um dia, não há problema algum; simplesmente passe um a menos no dia seguinte e observe como se sente. Assim você vai aprender a suprir as necessidades de seu corpo com flexibilidade e com foco na solução. Não é incrível?

É BOM SABER!

Torne-se seu próprio Charlie! Os hormônios bioidênticos podem ser ajustados pela própria pessoa de acordo com suas necessidades. Em períodos de estresse, você precisa de muitas aplicações; em períodos tranquilos, como nas férias de verão, talvez precise de menos. Com o tempo, desenvolvemos a aptidão para sentir de que precisamos! Aliás, nós, mulheres, sempre ajustamos nossa dosagem. Quando sentíamos que a pílula não nos fazia bem, parávamos de tomá-la. As mulheres que tomavam comprimidos hormonais antigamente iam diminuindo seu uso quando não se sentiam bem. Muitas vezes, as mulheres ficam com a consciência pesada quando interrompem o uso da pílula anticoncepcional ou de outros medicamentos sem informar o médico. Isso não é necessário no caso da terapia hormonal bioidêntica. Quando nos esquecemos de tomar os hormônios por alguns dias, o corpo nos lembra disso; e se ele não o fizer, devemos ao menos nos lembrar de recomeçar em breve para os níveis hormonais não despencarem. Quando os hormônios estão bem-ajustados, sempre há variações em sua necessidade para mais e para menos de acordo com a situação – e talvez você precise de mais hormônios na época do Natal.

Perguntas frequentes sobre o ajuste hormonal

1) Eu mesma devo ajustar minha dose? E se eu fizer algo errado?

Contanto que se mantenha dentro do razoável, não há muito que você possa fazer de errado nem a possibilidade de cometer um erro grave. Existem recomendações de dosagens mínimas e máximas. Por exemplo, você pode aplicar o gel de estradiol na pele até cinco vezes ao dia (mas não conheço ninguém que chegue a isso – a maioria das mulheres fica bem com muito menos). Além disso, o sistema perdoa imprecisões. Se seus níveis de estrogênio no exame de sangue forem de 15 pg/dl e você dobrar a dose e chegar a 30 pg/dl em alguns dias, se sentirá melhor. Mas se seus níveis estiverem em 150 pg/dl (porque o ovário teve um lampejo de vida, o que ainda pode acontecer anos depois da menopausa) e você aumentar seus níveis para 170 pg/dl, provavelmente não sentirá nenhuma mudança significativa.

Se mesmo com a administração de uma dose inicial de progesterona você continuar dormindo mal, pode experimentar dobrá-la. Na dúvida, faça um exame de sangue e verifique todas as taxas.

2) Socorro, ainda estou com medo de tomar hormônios!

Superar medos arraigados pode ser uma missão difícil, especialmente quando um parente próximo já morreu de câncer de mama. Eu sei. Juro que sei! Os muitos anos que passei atuando na área de oncologia ginecológica me mostraram a extensão que essa doença pode tomar e a destruição que gera. Mesmo assim, só posso voltar a enfatizar: os hormônios naturais não causam câncer de mama. Não existe relação causal entre os hormônios naturais e o câncer de mama, ao contrário da relação entre o cigarro e o câncer de pulmão.

O que existem são tumores mamários que crescem mais rapidamente sob a influência de hormônios, porque têm receptores para eles. Essa é uma característica frequentemente encontrada no câncer de mama, porque toda a mama está cheia desses receptores e porque as células cancerosas um dia foram células mamárias normais. Após a mutação, elas ainda têm características exteriores em sua superfície, como um mutante de ficção científica que ainda se parece mais um menos com um ser humano. Por isso a melhor forma de tratar os chamados tumores receptores hormonais positivos é tirar proveito dos receptores e bloqueá-los com uma terapia anti-hormonal. Por outro lado, tumores receptores hormonais negativos diferem tanto de sua forma original que quase não são reconhecíveis e, por isso, são mais difíceis de tratar.

O que favorece o câncer de mama é o progestágeno-zumbi.

É claro que, apesar de todas as informações, você pode continuar com medo, porque medo é medo e ponto final. É claro que você pode ter câncer de mama durante a terapia hormonal bioidêntica. Da mesma forma, você pode ter câncer de mama na perimenopausa e na pós-menopausa sem usar nenhum suplemento hormonal, porque sempre há um risco. As probabilidades de ter câncer de mama com ou sem a reposição hormonal não são muito distintas, porque outros fatores são muito, mas muito mais preponderantes e decisivos. Mesmo assim, aquela mulher que não para de pesquisar reportagens a favor ou contra os hormônios, sentindo nitidamente seus benefícios, mas ainda com medo, tem que encontrar uma solução individual que funcione para ela.

3) Por que as bulas de todos os medicamentos hormonais alertam sobre câncer?

As bulas são verificadas pelas empresas farmacêuticas a cada três anos para fins de atualização. Ou seja, leva um tempo até novas informações serem postas em prática e inseridas nelas. Mesmo assim, as empresas fabricantes relutam em caracterizar algo como relativamente inofensivo, mesmo que essa seja a verdade, porque, com isso, ficam muito vulneráveis a processos judiciais, que em si já custam bastante dinheiro, independentemente da decisão final da justiça.

Enquanto escrevo estas linhas na Alemanha, está escrito na bula de um dos cremes vaginais mais frequentemente prescritos que ele não pode ser usado por mais de quatro semanas. Mas, na verdade, ele só começa a ter plena eficácia após três semanas de uso! Quero ressaltar novamente que essas bulas são um dos motivos pelos quais tão poucos médicos se especializaram na menopausa e na terapia hormonal bioidêntica. Ter que discutir o tempo todo com as pacientes e argumentar contra as bulas custa tempo e energia, o que não é viável com as pressões crescentes dos consultórios médicos superlotados. Muitos colegas meus jogaram a toalha diante do poder do textinho da bula e despacham suas pacientes com as seguintes palavras: "A menopausa não é uma doença, você simplesmente tem que encará-la!"

4) Por que há tantos estudos com os comprimidos hormonais e tão poucos com os hormônios bioidênticos? É porque eles são uma fraude?

As empresas farmacêuticas investem quantidades exorbitantes de dinheiro em pesquisa e desenvolvimento – o que é muito bom e importante. E a melhor forma de recuperar o dinheiro gasto é colocar no mercado um medicamento que esteja protegido por patente e não possa ser copiado durante dez anos, criando, assim, um monopólio de mercado. Só desse jeito a empresa farmacêutica pode cobrar o preço necessário para que tenha rentabilidade. Após dez anos, as outras empresas também podem comercializar o remédio e oferecê-lo por um preço menor.

Ou seja, os estudos só valem a pena se houver a chance de a empresa recuperar seu investimento e obter lucros. Mas uma substância da natureza não pode ser patenteada. Por isso estudos maiores não valem a pena aos olhos da indústria farmacêutica.

Os grandes estudos sobre os hormônios bioidênticos vêm da Europa, porque aqui houve mais prescrições nos últimos anos em comparação com os Estados Unidos, onde eles podem custar até 400 dólares por mês.

5) Também estou tomando hormônios da tireoide – tem problema?

Não há problema algum. Todos os hormônios são amigos. Os hormônios da tireoide e os hormônios femininos se dão muito bem.

6) Meu ginecologista quer que eu suspenda o uso dos hormônios depois de sete anos – mas estou me sentindo bem e não estou doente. Por que ele quer fazer isso?

Nem todos os ginecologistas estudam intensamente a terapia hormonal bioidêntica, preferindo, portanto, se ater à regra de que a terapia deve ser interrompida no máximo após sete anos. Contudo, as recomendações da Sociedade Alemã da Menopausa, da Sociedade Britânica da Menopausa e da Sociedade Norte-Americana da Menopausa são inequívocas: pacientes bem ajustadas podem continuar tomando os hormônios se não houver outros fatores de saúde que impeçam a continuidade do tratamento.

7) Minha ginecologista me acompanhou com tanta dedicação durante a gravidez – mas agora tenho a sensação de que não está levando meus sintomas a sério. Devo procurar outro médico?

Muitos ginecologistas simplesmente se interessam mais por outras coisas. Alguns gostam mais de diagnóstico pré-natal, por exemplo, ultrassom de mamas ou cirurgias ambulatoriais. E não tem nada de errado nisso! Assim como há cabeleireiros que se especializam em extensões ou coloração, existem prioridades distintas nos consultórios de ginecologia. Se sua ginecologista não entender muito bem de teoria hormonal bioidêntica, peça uma indicação ou procure na internet um especialista em sua região. Pode ser que você tenha que encarar 100 km ou mais para chegar ao consultório correto, mas não tem jeito. Da mesma forma que escolhemos um ginecologista durante a gravidez ou na puberdade, precisamos encontrar o melhor médico para nos acompanhar durante a menopausa.

8) Depois de começar a tomar os hormônios bioidênticos, fiquei menstruada novamente após um ano. Isso é normal? No passado, minha mãe precisou fazer uma curetagem do útero por causa de sangramentos, e agora estou preocupada.

Quando já faz mais de um ano desde a última menstruação, a mulher está na pós-menopausa e, portanto, não deveria sangrar mais. Ainda assim, pode ser que o endométrio se reconstitua com o tempo e não seja eliminado por sangramento. Nesse caso, isso não é uma menstruação no sentido de que houve o ciclo. Também não é mais possível engravidar. Idealmente, o endométrio não se forma mais porque o estrogênio e a progesterona se mantêm em equilíbrio. Quando a mulher é surpreendida com um sangramento do nada, a questão deve ser esclarecida pelo ginecologista mediante um exame de ultrassom. Quando a pessoa descobre que tem um endométrio muito espessado, tentamos primeiro suspender os hormônios para ver se ele é eliminado sozinho pelo sangramento. Quando não dá certo, damos mais um passo e tentamos estimular o sangramento com uma medicação composta de um hormônio do corpo-lúteo com superpoderes – uma espécie de Hulk entre os hormônios do corpo-lúteo que faz com que o endométrio se solte da parede uterina. Antes da realização de uma curetagem do útero, devemos tentar resolver a questão por via medicamentosa primeiro – o que, em geral, funciona. A curetagem se justifica quando a pessoa sangra por muito tempo ou excessivamente, ou então quando o endométrio tem um aspecto suspeito no exame de ultrassom.

Alguns terapeutas hormonais especulam se a origem de um sangramento inesperado seria uma "ressuscitação" momentânea do ovário como órgão por meio dos hormônios, soltando mais algumas faíscas. A suposição não é inteiramente sem fundamento. Muitas mulheres continuam sentindo ondas de calor ou alta sensibilidade mamária ocasionalmente até a idade avançada como manifestação do ovário, que está enviando um pequeno alô, apesar de estar aposentado.

9) É melhor medir os hormônios pela saliva ou pelo exame de sangue?

Essa pergunta divide opiniões. Assim como temos uma preferência pessoal por Samsung ou Android, ketchup ou maionese na batata-frita, há médicos que defendem de pés juntos a medição dos hormônios pela saliva e outros que só medem os hormônios no sangue. Os defensores da saliva dizem que os valores aí indicados são os valores verdadeiros, não adulterados; seus opositores alegam que os valores na saliva estão sujeitos a oscilações rápidas. No exame de saliva, a paciente tem que cuspir em três frasquinhos de manhã, após acordar, embalar os frascos e enviá-los ao laboratório. De minha parte, já fiz os dois e acho o exame de sangue vantajoso por motivos de praticidade – ele é rápido, e a paciente não tem trabalho em casa. Mas não há dúvida de que é uma questão de opinião, e não acho que nenhum dos métodos seja pior por natureza.

10) Não tenho sintomas na menopausa. Devo medir meus hormônios mesmo assim?

Algumas mulheres não têm nenhum sintoma na perimenopausa e na pós-menopausa. Em geral, são mulheres curvilíneas ou com sobrepeso, porque o tecido adiposo com frequência ainda produz estrogênios endógenos suficientes. De forma geral, defendo a verificação dos hormônios no exame de sangue para ver se há alguma deficiência. Prefiro eliminar a possibilidade de uma deficiência mesmo que sem sintomas a deixar você num estado de deficiência hormonal prolongado. Se constatarmos juntas que você não precisa de nada, isso não passa da captura de um instante. A situação deve ser acompanhada anualmente para ver se houve alguma mudança.

11) Na bula da minha progesterona micronizada está escrito que ela só se destina a mulheres que ainda têm o útero. Mas minha ginecologista me prescreveu esse remédio porque não estou conseguindo dormir à noite. Devo suspendê-lo?

Você pode ficar tranquila. A formulação do texto da bula é infeliz, porque na verdade não é proibido tomar progesterona se você não tem útero. A questão é que ela considera que a única função da progesterona é frear o efeito do estrogênio no endométrio. Com certeza isso está errado e ignora todos os efeitos tranquilizantes da progesterona no resto do corpo.

12) Quando meu médico me explicou tudo, tive certeza de que queria tomar os hormônios bioidênticos, mas o farmacêutico me deixou apreensiva. Além disso, ele me disse que o que me prescreveram é sintético, não bioidêntico. Em quem devo acreditar?

Os farmacêuticos têm o dever de esclarecer todas as dúvidas existentes em relação ao que fornecem. Isso não só leva a longas discussões nos balcões da farmácia (coisa que também não deixa os farmacêuticos nada felizes) como ainda faz com que eles tenham que se orientar estritamente pelo que está na bula. Afinal, o farmacêutico não é médico, e principalmente não é ginecologista, ou seja, falta-lhe a experiência na linha de frente.

Se seu médico lhe prescreveu estradiol ou progesterona nas formulações listadas por mim, você pode pressupor que sejam bioidênticos. Mas é claro que eles foram sintetizados em um laboratório, ou seja, produzidos a partir da diosgenina.

Algo totalmente diferente é a substância de seu medicamento estar descrita meramente com a palavra "estrogênios", mesmo que conste na bula "estrogênios endógenos" – as empresas farmacêuticas são espertas e acrescentam essa menção a muitas substâncias zumbis ou compostas, no caso de endógenos compostos de estrogênios endógenos de cavalo. Ou seja, endógenos eles são – só não é especificado a que corpo se referem, se humano ou animal. Só quando estiver escrito "estradiol" ele realmente estará presente, acredite em mim.

13) Não posso tomar hormônios por motivos de saúde. Que opções existem para mim?

Nem toda mulher pode substituir sistematicamente os hormônios que estão em falta para ela. Quem já teve câncer de mama com um tumor sensível a hormônio não deve tomá-los. As portadoras dos genes BRCA-1 e BRCA-2 – esse é um gene que pode causar câncer de mama e de ovário – também precisam avaliar bem a questão. Angelina Jolie tem esse gene, e por essa razão retirou os dois seios aos 37 anos e os ovários aos 39 preventivamente. Eu pessoalmente suponho que ela tome hormônios bioidênticos e faça check-ups com regularidade. Sem eles, seria medicamente questionável castrar uma mulher tão jovem. Além disso, ela não teria uma aparência tão revigorada, não estaria tão em forma nem teria disposição para cuidar de seis filhos e da carreira.

Existe uma restrição questionável no caso de mulheres que já tiveram trombose venosa profunda, embolia pulmonar, AVC ou infarto. Quando os hormônios são administrados sobre a pele, o risco de trombose não aumenta; e se os ovários ainda funcionam, não se cogitaria a retirada deles cirurgicamente, mesmo no caso de um AVC. Aqui é necessário avaliar caso a caso, mas eu tenderia a fazer a reposição em caso de sintomas, porém essa é uma decisão pessoal.

No entanto, o que toda mulher deveria usar de qualquer forma é um creme de estriol local para a vagina – sim, mesmo as mulheres que já tiveram câncer de mama. Esse creme não é absorvido pelo corpo, e sem ele a bexiga e a vagina passam por um sofrimento interminável com a deficiência hormonal. Também há supositórios vaginais com uma dose muito baixa de estriol e muitos lactobacilos que podem ser utilizados diariamente sem problema algum.

No próximo capítulo aprenderemos tudo sobre alternativas livres de hormônios e sobre quais funcionam ou não.

Da perspectiva médica – alternativas para você

A medicina complementar recorre a conceitos holísticos para curar a pessoa. Muitas vezes – especialmente na medicina alternativa – a intenção é ativar os poderes de autocura que todas nós temos. O princípio é tão antigo quanto a humanidade em si, pois sempre tentamos controlar doenças e epidemias com os meios que estiveram à nossa disposição. Hoje em dia há muitos tratamentos não medicamentosos, e quando tentamos analisar tudo isso muitas vezes ficamos perdidas diante de tantas opções.

É BOM SABER!

Sei que estou ficando repetitiva... Ainda assim, vale a pena repetir. Métodos não hormonais só são capazes de aliviar as ondas de calor, mas nunca de repor os hormônios. Isso significa que mesmo que seus sintomas melhorem, você só colocou o alarme de seu corpo no modo silencioso. O perigo de desenvolver osteoporose, doenças coronarianas, depressão, desconfortos vaginais ou problemas de bexiga continua o mesmo.

Porém precisamos ter consciência de que nenhum dos tratamentos alternativos consegue compensar a deficiência hormonal sistêmica. Isso é tão importante para mim que sinto a necessidade de repetir toda hora. Não há nada, nada, nada mesmo que se encaixe no receptor de estrogênio faminto tão bem quanto o estrogênio, e só os hormônios bioidênticos podem compensar uma deficiência hormonal e evitar as consequências devastadoras. Contudo, os métodos alternativos podem ajudar a mitigar os sintomas ou evitar algumas doenças que surgem secundariamente por causa da deficiência hormonal.

Podemos dividir os métodos da medicina complementar, grosso modo, em quatro categorias:

1) Ação local
2) Medicina mente-corpo
3) Suplementos fitoterápicos
4) Sistemas de cura da medicina alternativa

1) Ação local

Nesta categoria entram todos os métodos que têm como objetivo agir na pele, em mucosas ou nos órgãos dos sentidos para o alívio dos sintomas.

Bacilos de Doderlein

A vagina precisa dos bacilos de Doderlein para se sentir bem e se defender de bactérias do intestino e da região. Esses clãs inimigos, que chamamos de *Enterococcus*, ou *E. coli*, vivem em pequenos grupos na vagina e ficam só esperando uma distração dos bacilos de Doderlein – aí lhe tomam o trono, e outras bactérias assumem o comando. Esses bacilos dependem diretamente da presença do estrogênio na vagina e desaparecem em caso de deficiência hormonal prolongada e atrofia vaginal.

Ou seja, devemos manter ou repor os bacilos de Doderlein, e a forma mais fácil de fazer isso é com um suplemento de ácido lático comprado na farmácia. Além disso, supositórios que contêm pequenas quantidades de estriol são ótimos para os bacilos de Doderlein receberem sua dose diária de hormônio. Como sabemos, o estriol também é ótimo para uso local quando a mulher já teve câncer de mama, porque não passa para a corrente sanguínea.

Laser de CO_2

No que diz respeito à saúde vaginal, sou uma grande fã do laser de CO_2, já mencionado no capítulo sobre atrofia vaginal. Com esse método relativamente novo, a pele da vagina é alvejada com raios laser de CO_2, que atingem suas células superficiais e as trazem de volta à vida. O tratamento dura de cinco a dez minutos por sessão, é praticamente indolor, e são necessárias pelo menos três sessões (no máximo, cinco) a cada quatro ou até seis semanas.

Os raios estimulam as células responsáveis pela lubrificação vaginal que se aposentaram por causa da deficiência hormonal. Essas células, chamadas de fibroblastos, voltam a fazer seu trabalho, que é produzir ácido hialurônico. O estímulo também faz com que as fibras elásticas sejam formadas novamente, tornando a vagina flexível outra vez.

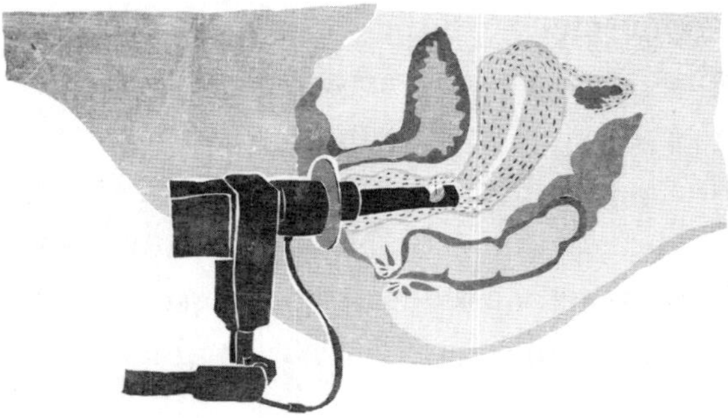

É justamente a deficiência hormonal que deixa a entrada da vagina rígida, de forma que também não dá mais para esticá-la bem no comprimento, como acontece no caso de excitação sexual. Além disso, eventuais cicatrizes de episiotomia podem começar a doer muito. Com o tempo, a lubrificação básica diminui, o que gera ardência, coceira e corrimento.

Não se deixe enganar pela aparência de alta tecnologia. O laser funciona segundo o princípio ancestral de lesionamento controlado e também usa o calor dos raios, que desencadeia uma onda de cura. A pele é renovada, e a lubrificação, a elasticidade e o colágeno da pele da vagina aumentam. Pequenos vasinhos voltam a crescer, melhorando a circulação. Estudos mostram os melhores resultados em conjunto com o estriol, mas mesmo sem a administração de estriol eles são impressionantes. É como se, de certa forma, voltássemos o relógio da vagina no tempo para cinco a dez anos antes. Praticamente todas as mulheres se beneficiariam do tratamento, e os possíveis efeitos colaterais são administráveis. Já ajudei muitas pacientes com o laser de CO_2, especialmente as que tentavam desesperadamente resgatar sua vida sexual. Muitas chegam à primeira consulta cabisbaixas ou angustiadas e saem da terceira sessão com um sorriso no rosto e um brilho no olhar que me deixam muito feliz. Não há nada mais gratificante para uma médica que gerar uma melhora significativa na vida da paciente com seu trabalho.

Aromaterapia com óleos essenciais

Existem alguns estudos sobre a utilização do óleo de lavanda como medida de apoio para tratar distúrbios do sono e ondas de calor. Em um deles, foi comprovada uma redução de 50 por cento das ondas de calor. Três outros julgaram que, no intuito de reduzir as ondas de calor ou a depressão, as massagens com óleo de lavanda foram superiores àquelas com óleos de massagem clássicos. Nesse contexto, as forças de autocura são ativadas para auxiliar na redução do estresse. Menos cortisol no corpo e um cérebro relaxado fazem bem para mulheres estressadas.

Vitamina E

A vitamina E mostrou resultados no tratamento de sintomas de atrofia ao ser inserida na vagina. Ela tem efeitos antioxidantes e uma excelente atuação em infecções de qualquer tipo, pequenas fissuras e irritações na vagina. Mas essa vitamina tem igualmente um efeito benéfico por via oral: mulheres que a tomavam diariamente por via oral tiveram, após quatro semanas, duas ondas de calor a menos por dia em comparação com o grupo que recebeu placebo.[54]

... e o que não ajuda tanto assim?

Cremes hidratantes simples para a vagina e pomadas gordurosas, que frequentemente contêm óleos minerais, não ajudam muito e, acima de tudo, não curam nada. É claro que uma pomada calmante acalma, mas não resolve o problema, porque não é uma terapia. Muitas, mas muitas mulheres são orientadas a simplesmente cuidar da vagina com um creme, como fazemos com os cotovelos ou joelhos. Mas isso definitivamente não é suficiente para curar a atrofia vaginal ou prevenir infecções de repetição e incontinência. Infelizmente o medo dos hormônios é muito explorado e, a meu ver, existe uma publicidade agressiva de cremes vaginais na televisão e nas revistas femininas. Ainda que eu fique feliz com o fato de pelo menos o problema estar sendo tematizado na mídia hoje em dia, a importância desses produtos deve ser relativizada. Na verdade, uma vagina saudável não precisa de forma alguma de hidratantes externos, e já se sabe muito bem que o cuidado excessivo é contraproducente. Por isso questiono-me sobre o sentido de um creme vaginal. Em minha experiência, as mulheres recorrem a eles quando estão com um corrimento que arde ou sentindo dores nas relações sexuais. Mas o que elas precisam é de uma terapia correta e específica.

2) Medicina mente-corpo

Yoga

Quem está buscando uma abordagem que trate a mente e o corpo como uma unidade funcional não consegue se esquivar do yoga. Muitos estudos mostraram que ele é de grande auxílio para o gerenciamento do estresse e o combate aos distúrbios do sono, além de melhorar a qualidade de vida em geral.

Existe inclusive uma yogaterapia hormonal, desenvolvida por uma brasileira chamada Dinah Rodrigues. Essa professora de yoga conseguiu observar uma melhora dos sintomas hormonais de suas alunas e supostamente até um aumento da fertilidade. Ela também alega que a prática regular dobra os níveis de estrogênio no sangue. Dinah Rodrigues tem uma aparência fantástica, exala vitalidade e já está com quase 100 anos.

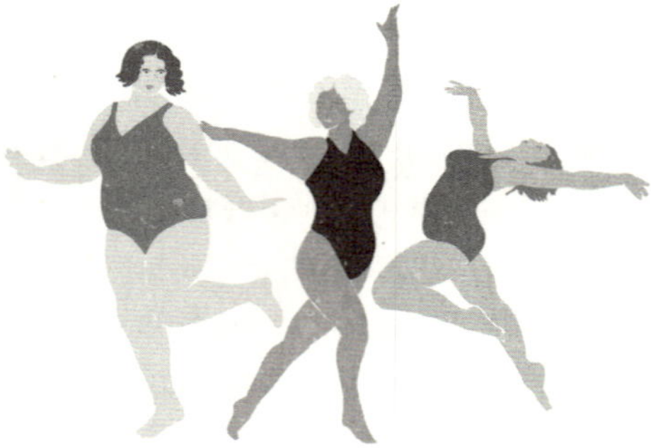

Até aí, tudo bem. Contudo, preciso bancar um pouco a estraga-prazeres quando escuto que a yogaterapia hormonal, sozinha, é capaz de elevar adequadamente os níveis hormonais. Ela não faz isso. Em primeiro lugar, pequenas oscilações nos níveis de estradiol são normais de qualquer forma, sobretudo quando a pessoa começa a experimentar uma nova modalidade de exercício físico. Mesmo que os níveis desse hormônio tenham supostamente dobrado – se os níveis de estradiol aumentarem de 4 ng/l para 8 ng/l (ou até mesmo 12 ng/l), é verdade que eles dobraram (ou triplicaram), mas ainda estão muito, mas muito distantes da faixa de bem-estar que é terapeuticamente significativa. Em segundo lugar, pode-se dizer com muita boa vontade que suas alegações são o que chamamos, na ciência, de relatos anedóticos, ou seja, de casos isolados. Quando algo não é abordado cientificamente com um grupo homogêneo de pacientes e critérios de inclusão e exclusão, mas simplesmente observado de forma não estruturada, isso é uma observação subjetiva com interpretação pessoal.

A conclusão é que o yoga ajuda, sim, e muito! Podemos dizer que a prática tem um papel fundamental, mas como parte de um plano geral, e não como solução única para todos os problemas.

Programa de Redução do Estresse Baseado em Mindfulness

Esse método, abreviado como MBSR, se baseia em uma combinação de meditações, exercícios de respiração e de yoga com foco na aceitação e na atenção plena.

Com a atenção plena, tentamos, por meio de meditações guiadas, observar as coisas em vez de julgá-las. Trata-se primordialmente de conseguir permanecer no momento presente em situações estressantes. Estudos mostraram que a prática traz um aumento na qualidade de vida e no sono, mas que os sintomas da menopausa na verdade permanecem inalterados. Ou seja, aprendemos a conviver com os sintomas por meio de meditações guiadas e exercícios. E no centro disso está o conceito de aceitação radical: em vez de se estressar por estar acordada mais uma vez às quatro da manhã sem conseguir dormir, a pessoa deve reconhecer o fato, não julgar e depois aceitá-lo. Isso com certeza demanda sua cota de exercícios e de acompanhamento profissional.

Hipnose / Terapia comportamental

A hipnose funciona por meio de uma combinação de relaxamento profundo e autossugestão, tendo demonstrado resultados impressionantes em alguns estudos. Pode haver uma redução de até 74 por cento nas ondas de calor e uma boa melhora dos distúrbios do sono.[55] Na hipnose, as nossas ideias sobre a menopausa e seus sintomas são substituídas por imagens mais positivas; é como se fôssemos reprogramadas, por assim dizer. Ela não é um tratamento muito comum, mas é recomendada pela Sociedade Norte-Americana da Menopausa como um método de tratamento de baixo risco.

A terapia comportamental é um tratamento psicológico geralmente temporário e realizado por um terapeuta comportamental especializado. O processo se baseia em aprender, por meio da conversa, comportamentos para lidar melhor com os sintomas da perimenopausa. Esses comportamentos podem ser exercícios de respiração ou a elaboração conjunta de estratégias comportamentais para a paciente se sentir melhor e, ao fim e ao cabo, enfrentar melhor as ondas de calor e a privação de sono.

3) Suplementos fitoterápicos

Tentarei resumir sob esse conceito tudo que existe atualmente no mercado, e veremos quais opções mostraram dados realmente consistentes e confiáveis em estudos e quais não valem nosso dinheiro. Também é importante avaliar os efeitos colaterais, que existem em abundância na natureza (reflita sobre o que acontece quando bebemos álcool em excesso – uma das substâncias naturais e de cura mais antigas do mundo).

Cimicifuga

Uma erva bastante comum e frequentemente comercializada como "medicamento suave" de combate aos sintomas da menopausa se chama cimicifuga, ou erva-de-são-cristóvão. Supostamente essa planta estimula o receptor de estrogênio (ainda assim, não faz parte dos fitoestrogênios, sobre os quais falaremos mais adiante). Nos estudos, os resultados não demonstraram efeitos suficientes contra as ondas de calor, a falta de desejo sexual, a atrofia vaginal nem uma melhora da saúde dos ossos ou da qualidade de vida. E, para além dos estudos, conheço pouquíssimas pacientes que se deram bem e de forma prolongada com a cimicifuga – pela minha experiência, talvez uma em cada vinte mulheres.

Outros estudos que analisaram medicamentos com cimicifuga e erva-de-são-joão, por sua vez, constataram uma melhora nos sintomas da menopausa e da depressão, mas permanece incerto se isso se deu pela combinação com a erva-de-são-joão ou se a erva-de-são-joão contribuiu sozinha para o efeito principal.

Por outro lado, sabemos que a cimicifuga pode estimular o endométrio a longo prazo. Ao que tudo indica, a cimicifuga também teria um efeito semelhante ao estrogênio, mas provavelmente ele é tão sutil que tem uma resposta insignificante à real complexidade dos sintomas da menopausa.

Os efeitos colaterais da cimicifuga são problemas gastrointestinais, crises alérgicas e hepatite aguda.

Fitoestrogênios

Antigamente, eu acreditava que a categoria dos fitoestrogênios incluía os suplementos fitoterápicos, mas estava errada (fito vem de planta, em latim). Pelo contrário, a expressão se refere a substâncias obtidas de plantas que têm um efeito similar ao estrogênio. Não é a planta em si o ingrediente ativo, mas uma molécula extraída dela.

Os fitoestrogênios mais conhecidos contêm soja, trevo-vermelho, linhaça e lúpulo. Da soja e do trevo-vermelho são produzidas isoflavonas, que têm a reputação de ter um efeito semelhante ao do estrogênio. Da linhaça é obtida a lignana, e do lúpulo, uma substância conhecida pela abreviação 8-PN, que inclusive tem efeitos semelhantes aos do estrogênio (é por isso que muitos homens que consomem grandes quantidades de cerveja durante anos podem desenvolver seios).

Existem muitos estudos distintos sobre os diferentes fitoestrogênios, que infelizmente não podem ser todos comparados entre si. Alguns descrevem uma redução significativa nas ondas de calor, já outros mostram que seus efeitos são equivalentes aos do placebo. O boato de que mulheres asiáticas não têm sintomas da menopausa porque comem muita soja se mantém firme e forte, mas não há grande mérito nesse argumento. É muito mais provável que as asiáticas tenham sido culturalmente condicionadas a não dar muito destaque aos próprios sintomas. Quando estão doentes de forma geral, primeiro tentam se tratar com a medicina asiática tradicional. O professor Alfred Mueck, um dos principais especialistas em hormônios da Europa, abriu uma grande clínica de menopausa na China, e as mulheres lotam seu consultório. Ao que parece, a necessidade de hormônios e de informação na China é maior do que imaginávamos até agora.

Extrato de pólen

Na Escandinávia, o extrato de pólen das flores é bastante popular, porque supostamente não teria efeito semelhante ao do estrogênio nos receptores, por isso seria adequado para mulheres com câncer de mama. Estudos relataram uma redução das ondas de calor de 23 a 27 por cento após doze semanas de uso da substância. Também nos quesitos cansaço, energia, humor e qualidade de vida, os efeitos do pólen foram levemente superiores aos do placebo.[56]

Inhame

O inhame é utilizado na medicina tradicional chinesa para tratar os sintomas da menopausa. No entanto, quando administrado como creme, não tem efeito algum; e, na forma de extrato, nunca demonstrou efeitos contra as ondas de calor.[57] O corpo simplesmente não consegue produzir diosgenina a partir do inhame, como é feito em laboratório para a fabricação dos hormônios bioidênticos. Portanto, não caia nas propagandas da internet que prometem um milagre com cremes de inhame – isso não passa de desperdício de dinheiro. No entanto, existe um único estudo que relata um efeito meramente psicológico do extrato de inhame tomado por via oral.[58]

Óleo de prímula

É muito popular nos Estados Unidos, onde é chamado de *Evening Primrose Oil*. Inúmeros estudos constataram algum efeito em relação à frequência e à intensidade das ondas de calor, mas é uma melhora discreta. Em termos de comparação, o grupo que recebeu placebo teve uma redução de 32 por cento nas ondas de calor, enquanto o grupo do óleo de prímula teve uma redução de 39 por cento após seis semanas. Também no tocante à intensidade, o grupo do óleo de prímula demonstrou uma redução de 42 por cento em comparação com 32 por cento no grupo do placebo.

TODOS ESSES ESTUDOS contradizem os supostos efeitos "suaves, seguros e efetivos" frequentemente propagandeados nas revistas femininas. Tenho plena consciência de que não é recomendado falar mal de plantas e ervas medicinais, mas estou aqui para dizer a verdade, e a verdade é que combater sintomas fortes da menopausa com fitoterápicos, na maioria esmagadora dos casos, tem a mesma eficácia que combater um incêndio com uma mangueira. Se sua amiga está tomando suplementos fitoterápicos e está se sentindo bem, isso é ótimo, mas em primeiro lugar isso não valerá necessariamente também para você e, em segundo lugar, pela minha experiência, mesmo quando as plantas ajudam, fazem-no por pouco tempo, e não de forma duradoura.

CAÇADORES DE MITOS

A verdade chocante sobre as plantas

Nos estudos, a maioria dos suplementos fitoterápicos teve um mau desempenho no combate às ondas de calor, em geral não se saindo muito melhor que o placebo. Eles também não conseguem fazer nada para combater a deficiência hormonal e suas consequências!

4) Sistemas de cura da medicina alternativa

Essa categoria abrange a homeopatia, a acupuntura e a medicina tradicional asiática. Esses três sistemas medicinais são difíceis de avaliar sob os critérios rígidos dos estudos clássicos, porque sua aplicação é altamente individualizada. É complicado submetê-los a estudos já pela simples razão de que, segundo essas filosofias medicinais, não são os sintomas individuais que são tratados, mas sempre a pessoa por inteiro.

Na homeopatia, por exemplo, a terapia é determinada depois que todos, realmente todos, os sintomas corporais são registrados, sendo estabelecida a abordagem com base nas diversas constelações possíveis. Uma mulher que só tenha ondas de calor à noite, mas que sinta um gosto amargo na boca e mãos úmidas, receberia um tratamento diferente de uma mulher que fique com o rosto pelando e a cabeça suada várias vezes ao dia e sinta muito frio.

Em um estudo indiano, por exemplo, a homeopatia obteve bons resultados no tratamento de sintomas da menopausa, mostrando uma influência positiva sobre as ondas de calor, a qualidade do sono, a ansiedade, humores depressivos, etc.[59] Mas precisamos ter em mente que esse estudo, como tantos outros, foi realizado sem um grupo placebo. Outros mostraram efeitos menos significativos. De forma geral, muitos deles trabalharam com um pequeno número de pacientes e praticamente não são comparáveis entre si. Assim como no caso dos hormônios bioidênticos, ficamos imaginando quem pagaria um estudo dessa dimensão e complexidade – com certeza as grandes empresas farmacêuticas não têm o menor interesse nisso!

Na homeopatia, são usadas substâncias como *Sepia*, *Lachesis*, *Calcarea carbonicum*, *Lycopodium* e *Sulfur*. De todas as substâncias não hormonais, as homeopáticas parecem ter a maior eficácia; as pacientes que se trataram com homeopatia me parecem as mais satisfeitas. De qualquer forma, aconselho buscar um terapeuta especializado em menopausa caso você deseje experimentar a homeopatia, seja como complementação à reposição hormonal bioidêntica, seja para mitigar os sintomas se você não desejar tomar nenhum hormônio.

Também é difícil constatar os efeitos da acupuntura e da medicina asiática, e os estudos existentes são extremamente diversos. Alguns grupos de trabalho verificaram uma grande melhora nos sintomas da menopausa com a acupuntura e o uso de ervas chinesas, já outros mostraram poucos benefícios. Eu particularmente acho que cada uma de nós tem uma configuração muito distinta e que algumas poderiam se beneficiar muito da acupuntura e da medicina asiática. Outras, por sua vez, não verão diferença, e não se sabe se isso se deve à medicina em si ou a outros fatores.

... e uma última palavrinha: O Dr. Placebo é um bom médico

Afirmo isso com seriedade e sem ironia nenhuma. Afinal – e isso vale para muitos aspectos da medicina complementar, assim como da medicina clássica –, o efeito placebo é um efeito real e deve ser realmente levado a sério. Como a medicina clássica é muito dominada pelos homens, os médicos são ensinados a ridicularizar o efeito placebo. Mas trata-se de grande parte da cura quando o definimos da forma correta: é uma cura que surge de uma convicção interna, uma convicção de que, a partir daquele momento, tudo melhorará porque estamos nas mãos das pessoas certas. Da perspectiva do médico, isso pode significar um abraço caloroso em uma paciente, ouvi-la, oferecer-lhe soluções e tomar o tempo necessário para isso. Para mim, esse é o lado feminino da medicina, não porque as médicas sejam melhores que os médicos, mas porque essa é a verdadeira força da Mãe Natureza, que não brinca em serviço, mas se baseia em crescimento e abundância. E nem sempre os médicos conseguem compreender isso plenamente – poupar tempo e trabalhar de forma eficaz e rápida são atributos masculinos de que também precisamos na consulta para os pacientes não ficarem cinco horas na sala de espera. Ainda assim, o placebo – que poderíamos substituir pela palavra confiança – talvez tenha o papel mais importante de todos nos processos de cura.

6

Transforme seu ginecologista em um facilitador – O que, quando e como perguntar

Chegou a hora de definir quem será a segunda pessoa mais importante dessa fase de sua vida: seu (ou sua) ginecologista. Essa decisão tem uma importância enorme, pois assim como escolhemos nosso primeiro ginecologista quando éramos adolescentes, e como talvez tenhamos pesquisado para encontrar um médico de confiança durante a gravidez, precisamos de um parceiro ao nosso lado para nos acompanhar nesse momento tão particular.

Nem todo ginecologista é especialista em menopausa, *porque não somos formados para isso*. Realmente não somos. Depois da especialização médica, a pessoa pode desenvolver sua principal área de interesse e encontrar uma subespecialização. Alguns colegas são especialistas em ultrassom de mamas e biópsias mamárias. Outros são quase deuses em sua habilidade de reconhecer anormalidades no ultrassom do bebê. Isso é totalmente normal, porque ninguém é capaz de dominar tudo. Muitos ginecologistas já estabelecidos são simplesmente do tipo "faz tudo" e fazem um pouquinho de tudo mesmo. Pode ser que isso seja suficiente para o acompanhamento durante a menopausa. Mas pense bem. Você precisa de alguém que entenda que a perimenopausa é uma jornada longa e significativa que representa uma janela de oportunidade. É sua chance de se proteger ao máximo de doenças. O objetivo do acompanhamento médico é manter você saudável e feliz para que possa ir atrás de seus sonhos, e falar sobre cada sintoma bizarro aparentemente surgido da noite para o dia.

Se seu ginecologista é do tipo "faz tudo" e você deseja que ele a acompanhe nessa transição, peça-lhe que meça seus hormônios, para estabelecer sua "faixa de bem-estar". O ideal é fazer a medição entre os dias 5 e 7 do ciclo, quando você se sente hormonalmente bem. Se você não estiver mais menstruando, peça a ele que solicite um exame de sangue para verificar mais ou menos em que momento do ciclo você está.

Se você estiver usando hormônios bioidênticos, é normal ir ao médico para fazer exame de sangue a cada três meses inicialmente para verificar como está se sentindo. Pode ser que ajustes frequentes sejam necessários, sobretudo durante a adaptação. Na perimenopausa, também é normal os hormônios ficarem oscilando e, com isso, a demanda de reposição. Peça ao seu médico que verifique regularmente a aparência da entrada de sua vagina para ver se você já deve iniciar um tratamento local com estriol. Afinal, nós, ginecologistas, vemos as mudanças muito antes de você percebê-las!

O que a princípio pode parecer muito trabalhoso e um exagero de consultas médicas se torna mais fácil em algum momento. Com o tempo, você vai pegar o jeito para entender por que se sente como se sente e poderá ajustar o tratamento após uma breve consulta médica de acompanhamento. Você saberá que precisa aumentar a dose do gel de estrogênio quando passar a suar mais, ou verá que seus níveis de testosterona estão muito baixos quando sua libido fraquejar. Com a paciente munida desse conhecimento, as consultas (quando necessário e desejado por ambos os lados) podem se limitar a dez minutos, o que é bom tanto para o médico com a sala de espera lotada como certamente para você também. Torna-se cada vez mais importante a paciente chegar ao consultório munida de conhecimento. Afinal, assim a medicina da perimenopausa se torna mais atraente para os médicos também, porque pacientes bem-informadas possibilitam consultas mais eficientes para os dois lados.

É BOM SABER!

Procure um novo ginecologista quando ele...

... se negar a medir seus hormônios, mesmo que você arque com as despesas do exame.

... der a entender que sua sexualidade já não é mais tão importante faz tempo e que você deveria pensar em outras coisas em sua idade, ou ridicularizar seu desejo de uma libido saudável.

... tentar lhe prescrever hormônios artificiais com progestágeno-zumbi em vez do estradiol transdérmico e da progesterona micronizada.

... se negar a lhe prescrever o gel de testosterona em caso de deficiência desse hormônio, mesmo que você lhe diga que se trata mesmo de um uso *off label*.

... quiser interromper seu tratamento hormonal sem uma razão convincente após cinco ou sete anos, apesar de você estar se sentindo bem e estar saudável (provavelmente serão mencionados estudos com o progestágeno-zumbi).

... recomendar que você compre cremes hormonais vendidos sem prescrição médica.

... despachar você com frases do tipo "A menopausa não é uma doença", ou "Você tem que passar por isso e ponto final", ou "Você está ficando velha, faz parte".

... no caso de dores articulares, depressão, palpitações ou distúrbios do sono, encaminhar você imediatamente para outro especialista sem falar nada sobre hormônios.

... no caso de sintomas intensos, lhe sugerir suplementos fitoterápicos apesar de não haver motivo justificado para não lhe prescrever hormônios bioidênticos. O mesmo vale para quando você tiver sintomas de atrofia vaginal, como ardência e coceira, e ele simplesmente lhe prescrever um hidratante ou vaselina.

Eu não inventei essa lista do nada, apenas enumerei diversos cenários que pacientes me contaram e que muitas mulheres viveram de alguma forma em consultórios médicos. Para mim, é importante lhe dizer a verdade (mesmo correndo o risco de colher uma enxurrada de críticas de meus colegas).

O processo é mais ou menos assim:

1) Exame de sangue para medir estradiol, progesterona, testosterona livre, FSH e, em alguns casos, SHBG (uma proteína que se liga à testosterona e ajuda a determinar a quantidade de testosterona livre e, consequentemente, disponível).
2) Início do tratamento com hormônios bioidênticos de acordo com a necessidade.
3) Acompanhamento dentro de seis a oito semanas para verificar a situação hormonal e fazer ajustes caso necessário.
4) Acompanhamento a cada três meses no início.
5) Exames completos de uma a duas vezes por ano com ultrassom transvaginal e de mamas.
6) Em caso de um ajuste bem-sucedido, controle hormonal a cada seis meses.

Exames complementares

Prevenção do câncer

A prevenção do câncer inclui o exame Papanicolau para detecção precoce do câncer de colo de útero, assim como o exame pélvico e das mamas. Além disso, a partir dos 55 anos, a mulher deverá fazer um exame de fezes para detecção precoce de sangue nas fezes.

O exame Papanicolau detecta alterações celulares no colo do útero que poderiam ser fases preliminares do câncer nessa região, que é facilmente tratável quando essas fases preliminares são detectadas precocemente. Esse exame também faz o rastreamento do Papilomavírus

Humano (HPV) a partir da amostra do colo do útero. Esse vírus é contraído durante as relações sexuais (não no banheiro, na sauna ou na piscina – mas fazendo sexo ou compartilhando brinquedos sexuais – o que também é sexo, afinal). O HPV é assintomático e, em 90 por cento dos casos, a pessoa nem sabe que foi contaminada. Ele começa a aborrecer as células e levar a amostra para uma direção de malignidade, e provavelmente está escondido em todos os colos do útero deste planeta.

Se você testar positivo para esse vírus e sua amostra apontar leves alterações, fará um novo check-up dentro de três a seis meses, de acordo com a gravidade das alterações. Se o teste de HPV for negativo e o exame do câncer também tiver resultados normais, só precisará fazer um novo exame Papanicolau dali a algum tempo. Mas, veja bem, isso não significa que você só precisa voltar ao ginecologista três anos depois – o exame anual, que inclui exame das mamas e dos órgãos pélvicos, continua sendo de extrema importância!

Ultrassonografia dos órgãos pélvicos

O que sempre deve ser feito é um exame de ultrassom transvaginal. Ele consegue mostrar os ovários, o útero e, sobretudo, o endométrio para verificar se ainda está muito espesso. Quando tomamos hormônio, o equilíbrio entre o estradiol e a progesterona pode não se manter perfeitamente, formando aos poucos uma camada que, em algum momento, é expelida por sangramento. Quando a mulher tem um súbito sangramento anos depois da menopausa, é necessário investigá-lo para ver se houve um acúmulo excessivo no endométrio ou se há outro fator por trás. Outros diagnósticos possíveis seriam um pólipo uterino benigno ou, em casos raríssimos, um tumor maligno no útero.

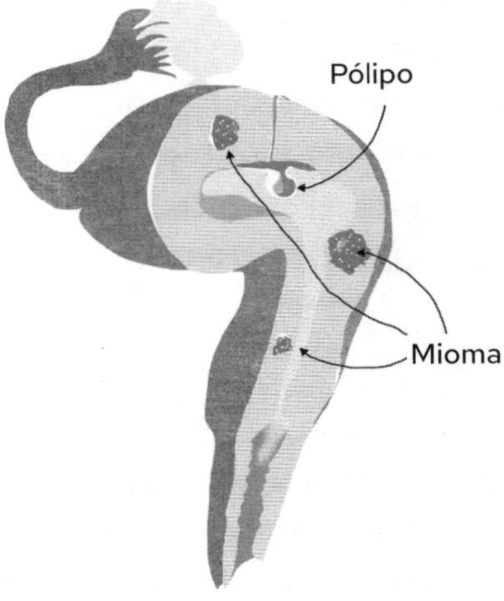

Exame das mamas

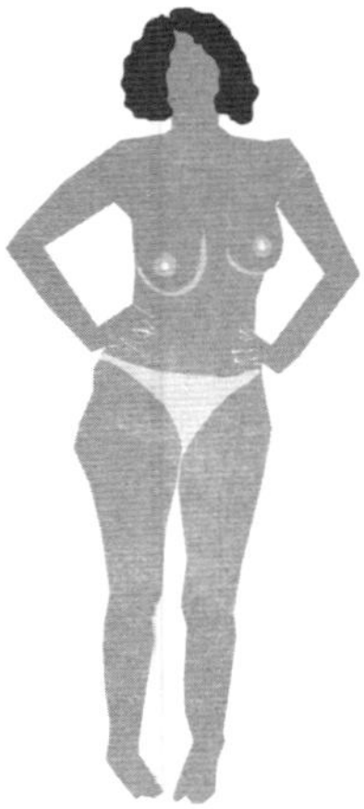

Um exame anual das mamas é obrigatório! É claro que você mesma também deve fazer um exame de toque regularmente, mas a experiência mostra que talvez dez por cento das mulheres realmente tenham o hábito de fazê-lo, e as demais (e, sim, estou entre elas) só o faz quando se lembra. E, mesmo assim, geralmente a mulher logo desiste, porque sente pequenos nódulos por toda parte. Mas não precisa ser assim! Tente encontrar um ritmo adequado a você. Quem ainda menstrua deverá fazer o exame de toque de preferência durante a menstruação ou após, porque aí os seios costumam estar mais macios. Mas também dá para aumentar um pouco os intervalos e, por exemplo, fazer o exame sempre nas férias escolares ou todo trimestre. O que importa é você conhecer seus seios!

É BOM SABER!

Se você ainda menstrua e sentiu algo no seio durante o exame de toque, é melhor primeiro esperar a menstruação seguinte. Cistos pequenos surgem nos seios com muita, muita frequência (quase 50 por cento de todas as mulheres têm cistos nos seios temporariamente sem notá-los). Eles são completamente benignos e costumam sumir depois da menstruação. Se isso não acontecer, você deve ser examinada pelo ginecologista!

Mas qual a melhor forma de fazer o exame de toque? Imagine que seu seio é um relógio, com o número 12 em cima. Comece na parte de cima, na linha do busto, apalpando com dois dedos na posição horizontal como se apertasse duas teclas de piano, uma ao lado da outra, alternadamente. Faça assim do exterior para o interior, na direção do mamilo. Não se esqueça das axilas! As mais aplicadas ainda podem apertar um pouquinho os mamilos para ver se sai algum líquido. Se isso acontecer, também não significa necessariamente algo grave, mas procure sua ginecologista por precaução.

Ultrassonografia das mamas

Recomendo que as mulheres façam uma ultrassonografia das mamas a partir dos 30 anos, de preferência anualmente, e sem falta a partir dos 40. A verdade é que dá para ver muitas coisas mais cedo na ultrassonografia, e, especialmente no caso dos seios que são bastante granulares por natureza, o ultrassom nos possibilita uma relativa clareza com rapidez. Esse é o lado bom da questão. Em geral, tanto as coisas boas quanto as ruins são facilmente reconhecíveis na ultrassonografia, e aí ficamos logo sabendo se devemos fazer algo ou se podemos relaxar e esperar. O exame de ultrassom não dói e é seguro.

Mamografia – Seus seios ainda estão densos?

Recomenda-se que as mulheres façam uma mamografia todos os anos a partir dos 40. Trata-se de uma radiografia dos seios, que são espremidos como uma panqueca, um após o outro, entre dois discos. Dependendo do tamanho dos seios, ela pode ser bastante desagradável, mas, pelo menos, em geral acaba rápido.

A mamografia também serve como prevenção para encontrar tumores menores antes que seja possível senti-los no exame de toque. Na mamografia, isso é feito por meio da verificação da existência de microcalcificações, pontinhos de cálcio no tecido glandular que podem ser um estágio inicial do câncer de mama. Como o cálcio é um mineral, ele é mais fácil de visualizar na radiografia que na ultrassonografia.

O exame de mamografia não costuma ser feito em mulheres com menos de 40 anos, porque seu tecido mamário ainda é muito denso, muito compacto. O tecido mamário denso tem a aparência branca na mamografia, assim como os tumores. Resumindo: sua busca se revela tão fácil quanto encontrar um urso-polar em uma tempestade de neve a uma distância de 100 metros. Mas mesmo que você tenha mais de 40 anos, seu tecido mamário pode ser bastante denso e, consequentemente, a interpretação das imagens da mamografia pode ser difícil. Muitos radiologistas, nesse caso, solicitam uma ultrassonografia de forma complementar para se certificarem. Ou seja, quem ainda tiver o tecido mamário bastante denso provavelmente deveria fazer a ultrassonografia em vez da mamografia.

A mamografia como exame de rastreio é controversa. Em um estudo renomado e em grande escala, constatou-se que mulheres que se submetiam regularmente ao exame de mamografia tinham uma propensão maior de receber um diagnóstico de câncer de mama em sua vida em comparação com as mulheres que nunca tinham feito uma mamografia.[60] Então será que a mamografia acaba danificando os seios pela exposição à radiação? Provavelmente não. Acredita-se que a mamografia torna possível a identificação de vários pequenos tumores que desapareceriam sozinhos, sem grandes ambições de desenvolvimento. Há inclusive vozes que especulam se muitos tumores *sumiriam por conta própria*. Se eu não estivesse sentada na hora em que li isso, teria precisado de uma cadeira naquele momento. Tumores que somem por conta própria? Isso contradiz tudo que aprendi sobre câncer quando estava na faculdade e inaugurou uma nova forma de pensar, afinal estamos muito longe de entender e decifrar a biologia do tumor em sua totalidade.

Mulheres que são diagnosticadas com um tumor que, na realidade, nunca teria causado nenhum mal são submetidas ao tratamento completo: operação, radioterapia, talvez quimioterapia e inúmeras noites insones até o fim da vida em meio à preocupação com o possível retorno do câncer.

É claro que isso se resume a estatísticas, e números nem sempre são fatos. Por exemplo, alguns estatísticos contaram duas ou três vezes os casos de mulheres que tiveram câncer de mama mais de uma vez na vida, fazendo com que o mero número dos diagnósticos no grupo da mamografia aumentasse artificialmente. Mas o certo é que as mulheres que nunca fizeram mamografia não morreram de câncer de mama antes das mulheres do grupo da mamografia. Isso chama nossa atenção.

Afinal, devemos fazer a mamografia ou não? Como médica, sou obrigada a lhe aconselhar o exame, mas se você deixar de ir porque doeu demais da última vez ou porque seus seios são muito pequenos ou nodulares, ou porque você tem próteses, a decisão é sua, e eu não direi nada. O importante é fazer uma ultrassonografia das mamas anualmente!

Ressonância magnética das mamas

Uma forma muito elegante de examinar as mamas é pela ressonância magnética. Ou seja, não é raio X, e dá para ver os dois seios muito bem e de forma indolor para verificar anormalidades. Não há quase nada que consiga se esconder da ressonância, razão pela qual esse exame costuma ser superior à mamografia e à ultrassonografia das mamas na detecção de anomalias. Isso é de enorme importância para detectar tumores secundários, especialmente quando um tumor é encontrado pela primeira vez.

A ressonância é adequada como ferramenta de rastreamento? Hum... Se você tiver um risco familiar alto de câncer de mama, porque sua mãe e sua avó tiveram essa doença aos 35 anos, eu prescreveria a realização de uma ressonância. Igualmente, se você tiver implantes mamários e desejar uma clareza maior que a oferecida pela ultrassonografia. Mas como ferramenta de rastreamento para todas, a ressonância magnética é um pouco de exagero, na minha opinião. Ela é cara e demora muito, e a probabilidade de você ter câncer de mama já é baixa de um modo geral. De acordo com um renomado estudo que examinou mais de 2 milhões de mulheres em países industrializados, a probabilidade de você nunca ter câncer de mama na vida é de 99,75 por cento.

CAÇADORES DE MITOS

Segundo um estudo em larga escala, a chance de uma mulher nunca ter câncer de mama na vida é de 99,75 por cento!

Densitometria óssea

Costumamos esquecer que perdemos substância óssea anualmente a partir dos 30 anos e que o processo é ainda mais acelerado a partir da menopausa. A deficiência de estrogênio faz com que o ritmo de reconstrução óssea não acompanhe mais o ritmo de sua decomposição. Com o passar do tempo, isso gera ossos finos, uma condição chamada de osteopenia, ou até mesmo osteoporose, como aprendemos na parte 2. E isso é um grande problema, porque uma queda feia pode causar fraturas ósseas que nos tiram a independência na idade avançada. Por isso a palavra de ordem é prevenção. Contudo, a osteoporose mostra sua face terrível mesmo sem quedas, e ela faz isso quando as mulheres começam a encolher quando envelhecem. Algumas inclusive ficam corcundas. A causa disso são vértebras que vão se deslocando, muitas vezes sem trauma ou queda. Elas simplesmente desabam como uma ruína, porque seus alicerces apodreceram. Isso é triste e é uma pena, justamente por ser evitável.

É por isso que a densitometria óssea deve ser realizada regularmente o mais tardar a partir de que se tenha conhecimento da menopausa. Não se admire se seu ginecologista não solicitar o exame – ele costuma ser esquecido na correria do dia a dia. Especialmente quando você não tem o aspecto de uma senhorinha: afinal de contas, associamos osteoporose ou osteopenia a mulheres a partir de 60 anos e nos esquecemos de que a detecção precoce também pode (e deve) se estender aos ossos.

Colonoscopia

A partir dos 55 anos, o ginecologista deve recomendar às mulheres que façam uma colonoscopia. Mas é provável que já peça o exame antes, por volta dos 50 ou até menos, caso um parente próximo tenha tido câncer colorretal. Nesse caso, a regra de ouro é: faça a colonoscopia aproximadamente cinco anos antes da idade do primeiro diagnóstico de sua família. Ou seja, se sua mãe teve câncer colorretal aos 50, você já deve fazer a colonoscopia aos 45.

Esse exame consegue identificar e remover idealmente fases preliminares do câncer colorretal de forma precoce, antes que se tornem um problema mais grave. Isso acontece porque esse tipo de câncer se desenvolve lenta e silenciosamente antes que possa ser detectado. E quando os sintomas surgem – em geral, sangue nas fezes –, já é tarde demais, e aí só resta à medicina tentar salvar o que ainda puder ser salvo.

Muitas pessoas têm receio de fazer colonoscopia por terem ouvido falar que é um exame doloroso, que muita coisa pode dar errado ou que a pessoa tem que beber um troço nojento antes para esvaziar completamente o intestino. Realmente é preciso tomar de um litro a um litro e meio de um líquido na noite anterior que tem gosto de água suja. Mas isso é totalmente viável e não é tão ruim assim. Quanto a doer, o exame não dói nada, porque é realizado mediante sedação por anestesia. Quando a pessoa acorda, tudo já passou, e se os resultados forem normais, você pode passar os dez anos seguintes sem se preocupar com um possível tumor de intestino.

7
Cuide de você!

Um dos piores mal-entendidos das sociedades modernas é a ideia de que a idade biológica diz algo sobre a nossa vitalidade. Afinal, todos nós conhecemos pessoas mais velhas que ouvem música descolada, usam tênis e são joviais, assim como pessoas de 25 anos que são mais antiquadas que qualquer um de nós será daqui a mil anos. Se pararmos para refletir um instante sobre isso, a noção de velho ou jovem não é definida pelo número que está na carteira de identidade. O fator decisivo sempre foi – e sempre será – a energia que a pessoa tem e emana. Pessoalmente, sei que nas fases da vida em que fiquei triste, exausta ou simplesmente entorpecida por realizar atividades não gratificantes dia após dia, me senti velha, mas me senti jovem em tempos alegres. A energia não só nos torna jovens ou velhos mas também saudáveis ou não. É por isso que, no fim das contas, o que vale é fazer coisas que carreguem, e não esgotem a bateria de nossa energia. A seguir vamos ver o que podemos fazer para nossa bateria estar sempre carregada.

Os quatro pilares de sua saúde

Entre os 45 e 55 anos, muitas coisas se tornam claras para nós, especialmente o fato de que tudo aquilo que já sabíamos faz tempo sobre um estilo de vida saudável – alimentação saudável, exercícios físicos regulares, higiene do sono – se torna mais importante do que nunca na menopausa. Se aos 20 anos você podia se dar ao luxo de viver de fast food e, aos 30, de sair durante a semana sem se arrepender no dia seguinte, perceberá rapidinho que isso não é mais tão molezinha assim a partir dos 40 e poucos. Em geral, não toleramos mais tão bem as bebidas alcoólicas e nos arrependemos daquela taça de vinho no escritório no dia seguinte. Muito pão ou bolo no café da manhã fazem nossa barriga ficar saliente e noites maldormidas roubam a energia de que precisamos para lidar com as tarefas diárias. A partir dos 50, nossa resistência não é mais a mesma e os compromissos sociais nos irritam, porque nossa necessidade de ficar em casa e dormir não para de aumentar. Sabemos da importância do exercício físico, mas geralmente a exaustão supera a coragem de levantar e se mexer. Um círculo vicioso se instaura, e a frustração descamba em "comidas de conforto" para a pessoa se sentir melhor por pelo menos um instante.

Você precisa tornar sua saúde uma prioridade, simplesmente não há outro jeito se quiser se sentir bem. Estes são os quatro pilares de sua saúde:

1) Alimentação
2) Exercício físico
3) Descanso e sono
4) Quietude

1) Alimentação

Muitas mulheres ficam inicialmente perplexas quando começam a engordar sem motivo e cada vez mais entre os 40 e os 50, ainda que não tenham mudado seus hábitos alimentares nem o padrão de exercícios físicos. Aos 40 anos, eu realmente tive que reaprender a me alimentar e descobrir o que funcionava para que eu conseguisse manter meu peso (e, ainda assim, às vezes funciona melhor, às vezes pior). Ouvi algo crucial de uma renomada especialista em hormônios em uma formação sobre menopausa: quem não desejar engordar na menopausa precisará comer menos, e quem desejar emagrecer aos 50 precisará fazer grandes sacrifícios. Eu não vejo a questão de forma tão radical assim, mas quem não desejar engordar e quiser permanecer com saúde a longo prazo precisará adotar uma alimentação saudável. Não tem escapatória, e sabemos muito bem disso.

Ou seja, a alimentação terá um papel central em seu plano. Trata-se, sobretudo, de fazer escolhas conscientes. Isso começa com as compras no supermercado e se estende ao que você come. Existem tantas escolas de pensamento e filosofias de alimentação que não entrarei no mérito, porque não sou especialista no assunto. Portanto, não posso aconselhar você a fazer jejum intermitente daqui em diante, virar vegana, adotar a dieta paleolítica ou vegetariana. Cada pessoa tem que descobrir o que funciona melhor para ela. Mas a comida não pode se tornar sua inimiga de forma alguma, porque é o combustível para seu corpo.

O pão de cada dia não supre nossas necessidades!

Mas algumas certezas sobre o assunto eu tenho: açúcar, farinha refinada e álcool devem aparecer o mais raramente possível em sua mesa. Esses alimentos aumentam seus níveis de insulina, e níveis de insulina mais altos aumentam a gordura em vez de a decompor. O açúcar é alimento para as células cancerosas e vicia. E pão, farinha e macarrão se transformam em açúcar no corpo. O álcool vira açúcar. Mas de vez em quando você deve se dar ao luxo de comer uma pizza e tomar um vinho tinto aveludado no restaurante italiano com direito a um creme de mascarpone com morangos de sobremesa, que é tão saboroso quanto uma boa noite de sexo. E você deve continuar aproveitando esse tipo de coisa, minha amiga. Porque quem não aproveita a vida se torna intragável, como sempre afirma meu colega, o Dr. Eckart von Hirschhausen! Por isso é importante mantermos nossas pequenas ilhas de prazer, e isso só é possível quando cuidamos do que ingerimos nos outros momentos. Isso significa que nas refeições que não têm tanta importância por serem parte do dia a dia devo escolher alimentos que não elevem meus níveis de insulina. Afinal, isso me deixa cansada, sem energia e irritada, além de estufar a barriga e ainda gerar mais fome. Por exemplo, quando não estou de férias, como um ovo e um abacate no café da manhã ou uma porção de iogurte com mirtilos e bebo um café com leite de aveia. No almoço, tento comer algo com salada e frango ou queijo, e à noite faço um lanche leve. Como já disse, são refeições cotidianas. Isso não se aplica a convites para jantar, férias ou feriados, assim como noites em que cozinhamos com os amigos. Quando estou sem tempo ou desejo desfrutar de algo especial, tento só colocar coisas saudáveis no prato (o que nem sempre consigo fazer, é claro, porque sou muito dada aos prazeres da vida).

Em relação à manutenção do peso, as bactérias intestinais também têm um papel impressionante. Essas famílias numerosas no intestino foram ignoradas durante muito tempo, e mesmo hoje ainda estamos começando a conhecê-las. A totalidade de bactérias do intestino é chamada de microbioma. Esse termo descreve uma comunidade diversa de bacilos intestinais. Sabemos hoje que existem colônias de bactérias boas e algumas não tão boas assim. As boas têm uma relação maravilhosa com os carboidratos simples, simplesmente os excretam e nem ao menos lhes permitem penetrar a parede do intestino. Essas simpáticas famílias crescem e se desenvolvem bem quando são alimentadas com legumes verdes e vermelhos, bem como com alimentos fermentados, como chucrute, kimchi ou kefir. Esse é um dos motivos pelos quais pessoas magras que se alimentam principalmente de frutas e legumes quase não engordam quando metem o pé na jaca de vez em quando. Por isso é importante nutrir e cuidar dessas simpáticas famílias de bactérias com uma alimentação saudável para que sempre estejam em maior número.

E aí temos também as bactérias intestinais não tão boazinhas assim – essas crescem e se proliferam por meio do açúcar e do fast food e querem encher seu corpo de porcaria a todo custo. São responsáveis por contrabandear para seu organismo substâncias tóxicas que deixam você sem disposição e roubam sua energia. Sabemos também que elas deixam os carboidratos simples entrarem no corpo em vez de excretá-los. Estudos comprovaram que duas pessoas com cepas distintas de bactérias reagem de uma forma totalmente diferente à mesma comida – uma engorda, e a outra, não. Quem desejar se informar mais sobre o milagre do microbioma deve ler os livros da Dra. Anne Fleck.

Alimentos ricos em cálcio também são importantes. Produtos lácteos, como iogurte, queijo e coalhada – mas também couve, amêndoas e anchovas –, contêm muito cálcio e são valiosos para os ossos. Quem não quiser obter sua dose de cálcio só por meio da alimentação deverá tomar suplementos de cálcio diariamente a partir dos 50 anos.

Você também precisa de vitamina D! Durante muito tempo estimamos a dose máxima diária de vitamina D de forma completamente errada. Como sabemos hoje, ela era tão aleatória quanto uma linha traçada arbitrariamente na areia e não tinha fundamento científico algum. Tome pelo menos a dose mínima de vitamina D diariamente ou uma dose semanal maior. Isso manterá a saúde de seus ossos e protegerá você de gripes e resfriados.

Beber água

Não subestime o poder da água, ela é um dos remédios mais antigos do mundo. Quando bebemos bastante água, eliminamos toxinas, comemos menos e muitas vezes melhor. A manutenção do peso ganha um grande aliado também. Com frequência, quando achamos que estamos com fome, na verdade estamos com sede! Percebi que são justamente as mulheres que lutam com a balança que têm dificuldade de beber água suficiente. Muitas vezes quase não bebem, não passando de um copo por dia.

Quem bebe água bebe menos chá gelado, suco ou cerveja no verão – que não passam de calorias vazias. Para a limpeza do corpo, recomendo beber água sem gás, porque o gás impede que bebamos grandes quantidades sem termos que arrotar o tempo todo. E quanto a suco e bebidas light, desaconselho fortemente sua ingestão. Sobretudo as últimas são altamente artificiais e cheias de aditivos. Não há objeção a um refresco ou uma Coca light ocasionalmente durante uma ou outra refeição, mas a meu ver isso conta como guloseima, não como bebida.

Sempre começo o dia bebendo logo dois copos de água de manhã, na cozinha, sem refletir muito. Com isso, em geral já matei 500 ml. Até o meio-dia, tento beber de 1,5 a 2 litros. O objetivo é ficar com o xixi bem clarinho, de amarelo-claro a transparente. Ou seja, se sua urina estiver sempre amarela ou amarelo-escura, você não está bebendo água suficiente. Da mesma forma, se você acorda às sete da manhã, toma café e não precisa ir ao banheiro nenhuma vez até as dez horas, definitivamente não está bebendo o suficiente.

2) Exercício físico

Seja bondosa com seu corpo e faça exercícios físicos. De preferência, modalidades de esporte com peso – seja em aparelhos, seja com halteres ou com o peso do próprio corpo, como no yoga. O exercício não serve somente para ter um corpo bonito e aquela sensação de renascimento após uma sessão de suadouro no treino, mas também para fortalecer nossos ossos, formar os músculos e eliminar toxinas. Quando o assunto são ossos e músculos, vale a máxima "use ou perca" – a substância óssea se degrada mais rapidamente quando não sobrecarregamos os ossos com pesos, e os músculos ficam flácidos e fracos. Menos massa muscular significa um metabolismo mais lento, como sabemos, e mais formação de gordura. Além disso, o exercício físico alivia o estresse e relaxa o cérebro.

Acredite em mim quando digo que sei muito bem quão difícil pode ser ter disposição para fazer exercício quando estamos no meio da menopausa. Quando temos mais uma noite maldormida nas costas, o tempo está frio e chuvoso, os adolescentes estão pirados, a sogra fraturou o quadril e você tem que organizar tudo à sua volta. No fim do dia, tudo dói, e as articulações estalam. Mas é justamente nesse momento que o exercício físico deve se tornar uma prioridade, e você sabe disso, porque assim que você começar a se movimentar, se sentirá melhor.

Inicialmente, procure uma atividade que não seja uma tortura tão grande como aulas de Zumba ou Pilates. E se for fazer um exercício, faça-o de verdade para ele contar e valer seu tempo. Isso significa que fazer uma caminhada passeando ou ir à academia só para ficar de papo com os outros não farão você avançar em nada. Mesmo que não goste de fazer exercícios, sem eles a segunda metade da sua vida não será tão boa, você enfrentará cada vez mais problemas de saúde e terá quadros de exaustão cada vez mais frequentes.

Por isso o melhor é colocar suas músicas favoritas, aumentar o volume e começar a dançar em casa. Invista em belas roupas esportivas que alegrem você. Compre uma legging de corrida com bolsinho para celular e vá correr no seu ritmo e com sua playlist preferida tocando no fone de ouvido. Faça a modalidade de exercício que mais lhe agradar, mas faça!

3) Descanso e sono

Sou fã do trabalho duro e do esforço contínuo para evoluir, mas justamente quando ardemos de paixão por alguma coisa pode ser difícil encontrar o equilíbrio. Sempre brinquei que os outros trabalham de nove às cinco, e eu, de cinco às nove – ou seja, acordo às cinco da manhã e encerro o expediente às nove. A partir dos 50 anos, essa rotina se tornou consideravelmente mais cansativa, e aprendi que as pausas e o sono não são coisa de preguiçoso, mas um elemento crucial da produtividade. Principalmente nós, mulheres, temos a tendência de nunca descansar. Tenho amigas que têm dois, três ou mais filhos, trabalham em tempo integral e mantêm a casa geralmente arrumada e limpa. É claro que elas estão sempre estressadas. Mas são felizes? Não sei se têm tempo de parar e pensar nisso, para começo de conversa. Meu coração sofre por elas, porque sei que elas próprias se colocam no fim de sua lista de prioridades.

Antigamente, eu pensava que empresários bem-sucedidos nunca dormiam mais que quatro a cinco horas por dia até que conheci um grande coach de motivação. Ele é uma pessoa muito conhecida e extremamente bem-sucedida que aparenta trabalhar sem parar. Entretanto, sempre dorme de oito a nove horas por noite e corre todos os dias para manter a cabeça fresca. É claro que tem uma mulher em casa lhe dando cobertura, sem dúvida. Quando ele me contou sobre sua rotina de sono, acho que pela primeira vez consegui aceitar que meu corpo não foi projetado para sobreviver permanentemente com cinco horas de sono, como fiz durante anos e anos, que também preciso de oito a nove horas, e tudo bem. E minha prática de trabalho seria mais saudável se eu pudesse fechar os olhos por 10 minutos depois de cada consulta para respirar em silêncio. Ainda não consigo colocar isso em prática hoje, mas estou trabalhando para concretizar esse desejo e estar mais focada ao tratar minhas pacientes.

Não há dúvida de que subestimamos o sono, mas ele é uma parte crucial do processo de cura. É durante o sono que todos os órgãos se regeneram: o intestino, o cérebro, os músculos, a pele. Sabemos que as pessoas que vivem cronicamente exaustas não só engordam com mais rapidez como também ficam mais propensas ao infarto, porque seu sistema nervoso está permanentemente submetido ao estresse. Dessa forma, seus vasos sanguíneos estão sempre estreitos demais, o que obriga o coração a se esforçar mais que o normal para manter o ritmo da circulação.

As horas de sono mais importantes são aquelas que ocorrem antes da meia-noite, e de preferência deve-se dormir sem aparelhos eletrônicos no quarto. Isso também significa largar o celular e fechar o laptop cedo.

4) Quietude

Você deve ter percebido que escrevi quietude, não descanso. Em minha visão, descanso pertence ao tema repouso, mas quietude descreve o momento do dia em que nos dedicamos só a nós mesmos e nossos pensamentos. No meu caso, faço isso às cinco da manhã, quando todo mundo ainda está dormindo. É nessa hora que escrevo o que desejo fazer e reflito sobre como estou. É uma forma de atenção plena em que simplesmente verifico o estado das coisas. O momento de reflexão me permite repassar na mente o dia que tenho pela frente. Penso sobre o que quero fazer naquele dia, sobre o que não posso me esquecer e sobre as coisas pelas quais sou grata. Esse exercício de gratidão é de extrema importância, porque paro por um instante para me concentrar nas coisas boas que tenho na vida. Em geral, o que figura na lista são a saúde de meus filhos, do meu marido e a minha. Sou grata por podermos morar na Alemanha, por podermos viver em paz e termos comida suficiente. Sou grata por meus filhos não terem que crescer na pobreza e terem uma vida mais estável que a que tive durante a infância.

Quem é grato fica menos irritado com os outros, com o tempo e com o trânsito no caminho para o trabalho. Quem é grato vê e aprecia as coisas boas e cultiva energias positivas, que trabalham a favor da pessoa tanto internamente quanto na direção do universo. Começo o dia com uma disposição totalmente diferente quando tenho esses minutos para mim de manhã e entro em contato comigo mesma por meio dessa reflexão. Como cientista, sei que os pensamentos são impulsos elétricos, como ondas de rádio, e configuro minha mente na "estação" de frequências e vibrações que estão em consonância com minha vida, meus desejos e meus planos.

A quietude não é um vazio, muito pelo contrário. Frequentemente encontramos na quietude respostas para perguntas-chave, como: O que quero realmente? Que coisas boas devem acontecer amanhã? Do que estou disposta a me livrar? O que posso fazer no dia de hoje para distribuir bem minhas energias?

É claro que isso é só um exemplo – cada um pode criar sua forma de reflexão interior como desejar. Alguns encontram respostas na meditação profunda, outros, na oração. Cada pessoa é diferente nesse sentido. Contudo, o ponto-chave é se acostumar a reservar um momento do dia para estar só com os próprios pensamentos.

Quem desejar e tiver tempo pode também se sentar à noite para refletir e escrever, como fazíamos antigamente, nos bons tempos do diário. Você pode anotar como foi seu dia, se alcançou e resolveu algo planejado e onde ainda há potencial para crescimento (em bom português, o que não correu muito bem). O ideal é encerrar o dia novamente pelo que somos gratas. E para eu não ficar ruminando demais sobre tudo que não consegui fazer ou que me irritou, minha última frase antes de adormecer é: "O dia acabou. Você fez o que pôde." E aí é hora de apagar as luzes!

O que você quer de verdade

Na parte 2, já abordei o significado de seus desejos e sonhos, que agora podem virar o foco das atenções. Superamos a névoa do estrogênio e muitas vezes constatamos, do outro lado – e, não raro, sentindo ressentimento em relação a tudo à nossa volta –, que nossos próprios desejos e expectativas foram negligenciados nos últimos anos. As noites insones revelam o que desejamos e o que realmente importa para nós. Se até então você só se dedicou aos outros, isso foi normal e necessário até agora. Mas talvez tenha chegado a hora de você colocar em prática seus sonhos. Este é o aspecto incrível da transformação da perimenopausa: após uma longa jornada, retornamos para nós mesmas. Pense sobre como deseja moldar sua vida. Como você quer viver? Com o que e com quem deseja passar seu tempo a partir de agora? Com quem e com o que não deseja mais desperdiçar seu tempo? O que você gostaria de fazer, criar ou vivenciar?

Inicialmente, não se preocupe em saber como chegará lá – você não precisa visualizar o caminho até o fim para dar o primeiro passo. Conheço muitos exemplos maravilhosos de mulheres que fizeram coisas incríveis na perimenopausa – despedindo-se de sua vida antiga pouco a pouco e buscando conscientemente aquilo que era melhor para elas – ou que correram riscos para realizar seus sonhos. E isso não tem só a ver com a experiência e as circunstâncias de vida, mas é da natureza dos hormônios, que é nossa força motriz. Afinal, costumamos admirar mulheres que encontram seu caminho em períodos hormonais turbulentos ou após eles, como Malala e Greta em seus anos de adolescência; ou mulheres que com certeza já eram descoladas antes da menopausa, mas que só agora são mulherões de calibre, como Oprah Winfrey, Christine Lagarde ou Michelle Obama. Sim, até mesmo nossa Angela Merkel se tornou chanceler aos 50 anos, algo pelo qual com certeza batalhou arduamente nos dez anos anteriores. E, já que estamos nesse tema, não faz muito tempo que as atrizes reclamavam da invisibilidade das mulheres de mais de 40 anos em Hollywood. E hoje é o contrário: Monica Bellucci, Meryl Streep, Judy Dench, Catherine Zeta-Jones, Cate Blanchett, Julia Roberts, Nicole Kidman e Helen Mirren são consideradas verdadeiras deusas do cinema. Já as admirávamos antes, mas elas se tornaram cada vez maiores, mais poderosas e multidimensionais com o passar dos anos.

E não só os grandes desejos devem assumir um papel central como também os pequenos e médios – aquelas tentativas de fazer todo dia algo por você, algo que lhe traga alegria. Talvez isso soe banal, mas não é de jeito nenhum. Em geral, as coisas agradáveis são as primeiras a sumir das listas de tarefas quando somos tomadas pelo estresse. Aí nos esquecemos de nós, de nosso centro, e não olhamos mais para nossas necessidades. Tempo é dinheiro, é o que dizemos enquanto tentamos enfiar ainda mais compromissos em uma agenda já superlotada. Não estamos aqui a passeio, é o que dizemos a nós mesmas quando vamos trabalhar. E a isso eu retruco: estamos, sim. Você quer usar batom vermelho e salto alto com seu jeans em vez de tênis? Faça isso. Prefere não telefonar para os parentes e em vez disso ficar lendo um livro e tomando um vinho tinto no sofá? Você ouve Aretha Franklin a todo o volume? Sou desse time. A questão é pensar em você. Acredite em mim, testemunhei exemplos negativos suficientes, especialmente das gerações passadas, que nunca se permitiram nem se deram ao luxo de fazer nada. Elas torciam o nariz para as coisas que eram superficiais aos seus olhos. Os prazeres e a beleza eram coisas raras como o Natal ou as bodas de prata. Fora isso, vivia-se de forma econômica e espartana em todos os sentidos, seja com o dinheiro, seja com os sentimentos ou as vivências. Geralmente, eram mulheres que eu julgava doentes. Elas sacrificavam sua saúde por uma vida a serviço dos outros, uma vida em que ignoravam as próprias necessidades. Estou convencida de que uma vida sem profunda alegria e uma boa dose de prazer sem restrições deixa as pessoas doentes a longo prazo. Não pode ser saudável nunca estar feliz de verdade e nunca fazer valer as próprias necessidades. Até mesmo na doença, muitas mulheres se atormentam com a preocupação de serem um fardo para os outros.

Como é triste uma vida sem prazer, sem sentir os cabelos ao vento em um dia quente de verão.

Seu sentido aranha

Refleti por um bom tempo sobre a possibilidade de abordar este tema e sobre como fazê-lo, já que, na verdade, sou uma pessoa de orientação científica e me faltavam as palavras para esse fenômeno específico que se manifesta com frequência nas mulheres que estão passando ou passaram por turbulências hormonais. Elas adquirem uma espécie de sexto sentido ou, como diz meu filho, um sentido aranha. Quem já tinha um sexto sentido apurado antes muitas vezes só percebe que ele ficou mais aguçado. Talvez a questão principal seja o fato de, na maturidade, aprendermos a confiar em nossa intuição. Ao fim e ao cabo, é possível que tudo isso seja explicável cientificamente, sim, porque a ciência e o misticismo não excluem um ao outro; em geral, trata-se apenas de questões que ainda não somos capazes de compreender.

Quando falamos em sexto sentido, estamos nos referindo ao fato de intuirmos certas coisas, por exemplo, quando ficamos com o pé atrás enquanto, da perspectiva objetiva, não parece haver motivo para isso.

Há e sempre houve tentativas de entender esse fenômeno. Uma delas veio do Dr. Joe Dispenza, um neurocientista que declara não haver diferença entre matéria e energia, porque toda matéria consiste em moléculas, e toda molécula, em átomos – e os átomos não seriam nada mais que energia que se atrai e se repele na forma de elétrons, prótons e nêutrons. Se supomos que não existe diferença entre matéria e energia, podemos dar mais um passo e argumentar que existe um campo energético em outro nível a partir do qual toda matéria surgiu e com a qual podemos nos conectar, pois todos nós consistimos em energia, só que na forma material. Os pensamentos – e isto é fato – não são nada mais que ondas cerebrais, ou seja, energia que conseguimos medir com o eletroencefalograma.

Resumindo: se a intuição lhe dá um sinal, isso é frequentemente um reflexo antigo, talvez ainda da Idade da Pedra, nos oferecendo um alerta sem palavras. É uma espécie de reflexo reptiliano do cérebro que desencadeia esses fluxos energéticos ancestrais. Afinal, sua intuição nunca se engana – porque as energias e o cérebro reptiliano não mentem, mas as pessoas, sim. E o que isso tem a ver com os hormônios? Não sei. Só consigo observar que as jovens muitas vezes têm um sentido aranha que fica mais forte na puberdade e às vezes é soterrado sob a avalanche hormonal. Mais tarde, quando o nevoeiro se dissipa após a segunda transição hormonal, abre-se o tal terceiro olho, com o qual vemos as coisas. Certamente foi assim que surgiu o clichê da "adivinha" como uma mulher mais velha, e essa também é a razão pela qual todos, homens e mulheres, se voltaram para os sábios e videntes do clã desde o início dos tempos em busca de respostas para perguntas prementes.

E o que isso tudo significa para você? Agora é a hora de realmente confiar nas visões de seu terceiro olho. Mantenha-se firme nas decisões tomadas com base em sua intuição, mesmo que não sejam compreendidas pelos outros. Você está usando um instrumento ancestral. Há milhares de anos nossa intuição assegura a sobrevivência das pessoas – principalmente das crianças – em situações de perigo. Podemos até encontrar a conexão entre nosso sexto sentido e a menopausa por meio da "hipótese da avó": os *Homo sapiens* e as orcas são os únicos seres vivos do mundo animal que não permanecem férteis até o fim da vida. Essa hipótese afirma que o papel da avó cumpre o importante propósito de proteger a prole e as grávidas com seu entendimento e sua intuição. Os filhos únicos tinham uma clara vantagem de sobrevivência, porque havia pelo menos uma avó ou tia-avó junto deles. Ou seja, estamos vendo que a Mãe Natureza não é nada estúpida: ela sabe que, depois da menopausa, são liberadas forças especiais que podem ser usadas em benefício de todas as pessoas.

Desinfetante para a alma – higiene mental

É na menopausa que muitas mulheres compreendem pela primeira vez que temos duas vidas: a segunda se inicia quando reconhecemos que a primeira é finita. Precisamos lidar melhor com nós mesmas. Nosso tempo se torna mais precioso, e não pode ser desperdiçado com pessoas que não nos fazem bem ou com atividades que nos esgotam. Elaboramos as ferramentas e as colocamos em prática para nos protegermos, especialmente das coisas que não nos favorecem. Temos a força necessária e encontramos as palavras para nos despedirmos de pessoas ou situações que não contribuem positivamente para o crescimento de nossa alma e só nos afastam dele. Em especial, a relação com os pais ou com um deles ganha um papel de destaque na menopausa. Reconhecemos algumas coisas que não víamos antes, e às vezes só nesse momento enxergamos nossa mãe ou nosso pai como são de verdade. Não raro, isso coincide com uma necessidade crescente de cuidados da parte deles, o que acrescenta outra dimensão a todo o quadro geral. Nesse contexto, o perdão é crucial para curar a relação com os pais, mesmo – ou talvez acima de tudo – quando eles não estão mais vivos. Quem perdoa é livre; por isso a primeira pessoa que se beneficia do perdão sempre é quem perdoa. É claro que isso também se aplica a outras pessoas que nos magoaram. Conflitos antigos, seja com irmãos, seja com parceiros ou ex-parceiros, muitas vezes são esclarecidos, tendo como resultado a cura ou o desapego definitivo de relacionamentos tóxicos.

Resumindo, o plano para a segunda metade de sua vida está apoiado em vários pilares – não só o equilíbrio hormonal, uma relação saudável com a alimentação, com o prazer e com o exercício físico são importantes mas também o cultivo de relacionamentos saudáveis. Quando estamos bem, a idade realmente não passa de um número. Por outro lado, quando estamos mal, nos sentimos velhas – independentemente do que mostra a carteira de identidade. É por isso que a higiene da alma é tão importante, porque ela é proporcional à nossa energia. O que nos atormenta a longo prazo e abala nossa alma descarrega nossa bateria, e quem paga o pato no fim das contas é nossa saúde, que está intimamente conectada à alma e às emoções nos níveis tanto hormonal quanto imunológico.

Portanto, reserve algum tempo para você – faça exercícios físicos quando puder e valorize os alimentos saudáveis e de qualidade. Conecte-se regularmente com sua fonte de energia, seja o universo, seja Deus ou o nome que você preferir. Medite para alcançar o silêncio e encontrar aterramento e respostas. Entre em contato com a natureza o máximo possível e a aprecie. Limite o tempo nas redes sociais e nos aparelhos eletrônicos, especialmente à noite. Crie a prioridade de fazer alguma coisa boa todos os dias, ainda que seja algo pequeno, mas que lhe dê prazer. Fique atenta à forma como você fala consigo mesma e às perguntas que faz a si própria em sua mente. Elas devem ser perguntas construtivas, cujas respostas abriguem possibilidades de evolução, não perguntas cheias de conotações negativas ("Por que isso aconteceu justamente comigo?" é a clássica).

Trate seu lar como um templo. Ele é seu refúgio e seu santuário, e lá só deve haver coisas que lhe trazem alegria. Fique longe de pessoas que não lhe fazem bem e gaste seu tempo com aquelas que levam você a se sentir bem, segura e lhe dão força. Tudo isso é importante para você respeitar seu próprio Ser e manter sua alma o mais longe possível do que é tóxico. A vida neste planeta pode ser maravilhosa quando começamos a observar o que nos faz bem e enche nosso coração de alegria. R-E-S-P-E-I-T-O, já cantava Aretha Franklin, a padroeira de todas as mulheres fortes. Respeito por sua vida, suas necessidades, seu corpo, sua alma. Comece agora, comece hoje. Não temos tempo a perder.

POSFÁCIO

Enfim livre

Você se lembra da série *Supergatas*? É uma série de comédia dos anos 1980 sobre três amigas chamadas Blanche, Rose e Dorothy, e Sophia, mãe desta última, uma senhorinha siciliana e rabugenta, que moravam todas em um bangalô na Flórida. A ideia para o programa surgiu depois que o produtor visitou sua tia – ela e suas vizinhas o inspiraram a criar uma série sobre mulheres de meia-idade. O grande barato da série era mostrar a vida de uma espécie de república de senhorinhas na Flórida, e deu muito certo. Com certeza todas nós adoraríamos levar uma vida dessas na época da aposentadoria! O tempo estava sempre maravilhoso, e elas estavam sempre cercadas de boas amigas e boas risadas.

A atriz que fazia a vaidosa e sexualmente animada Blanche tinha 50 anos no início da série.

Cinquenta.

Que outro papel uma mulher de 50 anos poderia fazer além da senhorinha lasciva, na melhor das hipóteses? Realmente. Não faz muito tempo, isso era visto como algo totalmente normal, mas hoje seria um completo absurdo. Nunca escalariam Jennifer Aniston ou Liz Hurley para esse tipo de papel. As mulheres com mais de 50 anos hoje são Halle Berry, Michelle Obama, Steffi Graf, Nicole Kidman, Demi Moore – mulheres incríveis, fantásticas, que com certeza não seriam descritas como senhorinhas.

Mas essas mulheres inegavelmente dispõem de algo que você também tem ou pelo menos já consegue sentir: liberdade. Elas estão finalmente livres da busca incessante do homem certo, das dores menstruais e do terror da SPM. Livres dos efeitos colaterais e dos caprichos do contraceptivo que nos causa dor de cabeça. Livres do fardo de trocar fraldas, de amamentar e da época em que colocavam as necessidades da família em primeiro lugar – e o faziam com prazer. Estamos livres para fazer as coisas que sempre desejamos fazer. Livres para ser quem sempre quisemos ser. E por que seria diferente? Se o passar dos anos nos ensinou alguma coisa, foi que a vida é muito curta para construí-la de acordo com as expectativas dos outros.

A menopausa é de fato uma época maravilhosa, porque realmente obriga você a cuidar da pessoa mais importante de sua vida: você mesma. O que a comissária de bordo diz antes da decolagem? "No caso de despressurização da cabine, devemos primeiro colocar nossa máscara de oxigênio para depois ajudar as crianças ou pessoas que necessitem de auxílio." Ela não diz: "Primeiro cuide de seus vizinhos e das filas 24 e 22." E com certeza não diz: "Uma boa mãe, esposa e colega de trabalho cuida primeiro de todos os outros e só pode pensar em si mesma no fim do dia, quando está exausta e sem energia para nada." Você só pode ajudar os outros quando está bem.

Quando a névoa hormonal se dissipa e você consegue ouvir sua voz interior, torna-se capaz de enxergar aquilo que realmente deseja e de que precisa. Passa a ter menos inibições e mais força para se afirmar, porque desperdiça menos energia se preocupando com o que os outros estão pensando. Você se livrou de muita bagagem emocional e do peso da vida diária. Os filhos cresceram, a relação com o parceiro está mais madura, e sabemos dizer não com muito mais facilidade do que antes. Ao mesmo tempo, aumenta nossa percepção de que temos mais força do que acreditávamos. Afinal de contas, até aqui realizamos todas as tarefas com um peso amarrado nos pés. Agora os anos de treinamento no modo multitarefa nos possibilitam dar o melhor de nós para corrermos atrás de nossos sonhos.

É evidente que cada mulher deve decidir como viverá a menopausa e os anos que se seguirão a ela, tanto pessoal quanto clinicamente: Os sintomas fazem com que você abra os olhos, talvez lhe mostrem as falhas existentes em seu amor-próprio. Sua saúde e seu bem-estar se tornam o foco. Contudo, você só pode decidir trilhar um caminho quando está totalmente informada e sabe de fato o que suas decisões significam. É claro que sua colega de trabalho ou sua amiga podem desejar passar pela menopausa sem fazer reposição hormonal, e talvez você também cogite essa opção, abrindo mão dos hormônios e dos recursos que temos à nossa disposição.

Minha intenção é que você tenha consciência do que pode vir a enfrentar para cuidar de suas necessidades de saúde do seu jeito. Com um conhecimento profundo, com lucidez, sem medo, mas também sem ideias romantizadas. Mas depois a jornada é sua, não minha, e você deverá segui-la sozinha, não com sua amiga ou com sua mãe. E isso só é possível se você e todas as mulheres deste mundo estiverem munidas dos fatos que estão à disposição de nós, médicos.

Eu pessoalmente decidi que desejo viver mais de 100 anos e que quero estar em forma pelo menos até os 90. Até lá, quero dançar, me divertir ao som de boa música e namorar meu parceiro sem inibição alguma quando estiver a fim. Fazer compras com minha irmã em Miami e depois comer melancia com ela na praia. Quero ver as estrelas em uma noite agradável, expirar e ser grata por tudo que este mundo tem a nos oferecer. Sei que só posso fazer tudo isso se estiver saudável, e não atormentada por dores e doenças. Então farei todo o possível para permanecer saudável, e é claro que desejo o mesmo a você, minha amiga.

Por isso escrevi este livro, para você não ter que depender das informações fragmentadas que seu médico lhe oferece. E para finalmente desconstruir o pensamento patriarcal que defende que as necessidades da mulher são secundárias, que devemos ficar quietinhas no pior lugar da plateia enquanto o clube dos médicos homens experientes decide o que devemos saber e o que eles não vão nos explicar por ser complicado demais, porque eles resolveram que aquela mulher simplória não vai entender de qualquer forma. Estou farta de viver em um mundo em que a assistência médica se orienta mais pelas necessidades do homem do que pelas da mulher. Estou farta de ver as mulheres incríveis de hoje sendo tratadas pelos médicos da mesma forma que eram tratadas nos anos 1970 e 1980. Não quero mais viver em um mundo no qual a inteligência das mulheres seja subestimada de tal forma que elas não tenham acesso à plena verdade sobre as deficiências hormonais. De tal forma que elas não possam participar ativamente da decisão sobre qual caminho seguir nem sejam capazes de ter uma conversa madura com seu médico.

Afinal de contas, a grande maioria das mulheres não é nem inocente nem uma das *Supergatas*, mas alguém experiente e inteligente. Inclusive você, e justamente agora. A menopausa não é um buraco negro para o qual somos sugadas, mas uma rota que nos leva a uma nova fase da vida. Ao chegar ao outro lado, você verá uma nova versão de si – forjada no fogo, como uma espada, uma mulher que tomou o cetro da vida em suas mãos e finalmente encontrou a si mesma. A isso ergo minha taça de champanhe em um brinde a você e a todas as mulheres. A você, querida leitora, e à admirável segunda metade de sua vida, que começa hoje. Deixe as roupas largas no armário por mais um tempinho, vista um biquíni e dê um mergulho e tanto na piscina, com esse seu corpinho maduro e sensual. Também estou aqui, cuidando de você e celebrando você por viver o melhor verão de sua vida com confiança, alegria e paixão. Viva a todo o vapor, minha amiga.

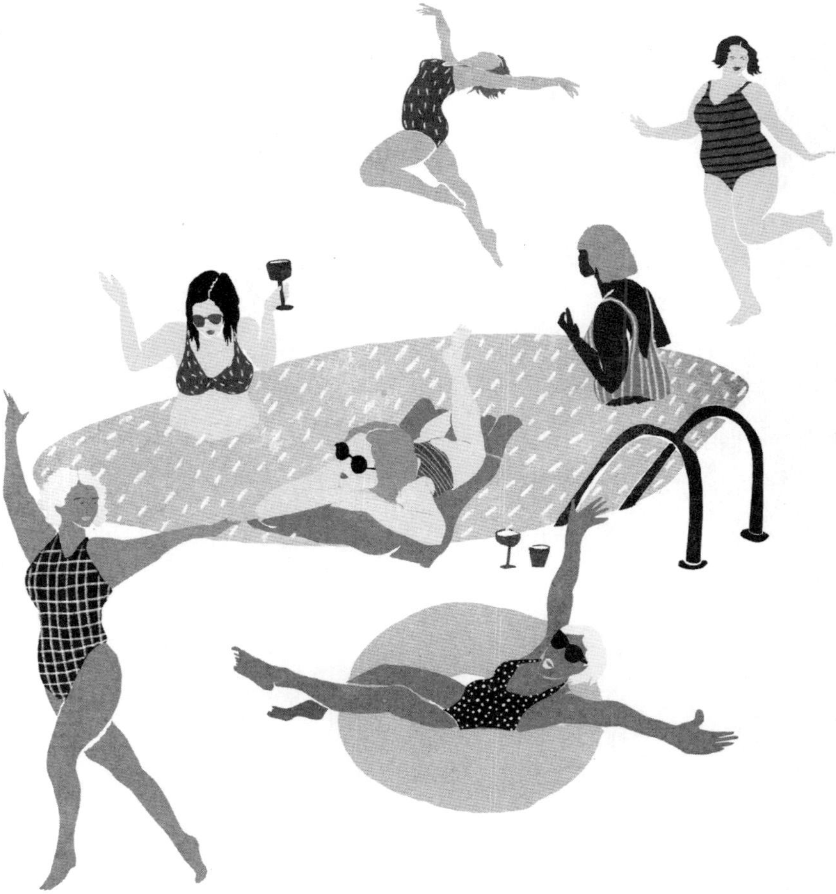

Agradecimentos

Não é fácil escrever sobre o assunto pelo qual somos apaixonados. São muitas e muitas coisas que surgem de tudo que é lado e que precisam ser ditas sem falta. Por isso meu primeiro agradecimento vai para a incrível Julia Suchorski da Editora Rowohlt, que acreditou em mim e me ajudou a estruturar tudo.

Bem-aventurado é o homem que encontra pessoas com mentalidade semelhante, que veem e compreendem nosso sonho – e quando essa pessoa consegue expressar tudo isso em imagens e, ainda por cima, é uma das ilustradoras mais talentosas de nossos tempos, começamos a acreditar na providência divina. Obrigada, Luisa Stömer.

Duas outras mulheres incríveis são Petra Spiekermann e Ulrike Schäfer – obrigada por estarem ao meu lado e darem tudo para compartilhar minha mensagem com o mundo. Que presente da vida foi nos conhecermos, e ainda nos divertiremos muito juntas!

Agradeço ao melhor marido do mundo, que acendeu minha chama interior em um resort de esqui congelante na Áustria. Com você o fogo estará sempre aceso, querido.

Agradeço também a Frida e Linn, que me mostram todos os dias o que significa ser uma mulher jovem hoje em dia. Existe uma chama ardendo dentro de cada uma de vocês, cada uma de uma cor diferente. Que ela ilumine seus caminhos ou crie logo uma faixa corta-fogo. Às vezes, o caminho que precisamos trilhar nunca foi aberto por ninguém e, por isso, não é visível. A aventura consiste em trilhá-lo mesmo assim.

Para Elias. Obrigada por seu humor magnífico, seu sentido aranha e seus superpoderes. Você também mudará o mundo com sua Luz. São as pessoas diferentes que fazem a diferença. Acredite em mim.

Quem também merece uma menção especial é minha irmã Theresa, que me deu dicas e sugestões valiosas. Vou cobrar sua promessa de passarmos um dia fazendo compras em Miami!

Um agradecimento especial vai para minha mãe, que me mostrou a importância da escrita muito cedo. O *tec tec tec* de sua máquina de escrever foi um som familiar e uma constante durante minha infância instável. Obrigada por me permitir usar sua máquina de escrever aos 8 anos e por sempre acreditar em meu talento para a escrita, desde as minhas primeiras histórias de Jerusophate Mc Handsober.

Quem não pode faltar nesta lista e, na verdade, torna minha vida possível é minha fabulosa equipe de trabalho: Maria, Nadine, Franzi e Annabelle (ou será que você se chama Franzibelle?).

E Wilson, o que eu lhe disse 14 anos atrás? Você é minha rocha, construirei minha igreja sobre você. Veja só até onde a vida nos trouxe! Obrigada por sua amizade – não poderíamos ter mais sorte neste mundo.

Por fim, agradeço a você, querida leitora. Quando escrevia, sempre tinha a sensação de que você não estava sentada no consultório, mas junto a mim, na cozinha. Sinto-me honrada por poder acompanhar você durante o verão possivelmente mais intenso de sua vida. Sinta-se abraçada.

Notas

4. Menopausa

1 Kołodyńska G.; Zalewski M.; Rożek-Piechura K. "Urinary incontinence in postmenopausal women – causes, symptoms, treatment". *Prz Menopauzalny.* Abril de 2019; 18(1): 46–50.

2 Ebbesen M.H.; Hunskaar S.; Rortveit G.; Hannestad Y.S. "Prevalence, incidence and remission of urinary incontinence in women: longitudinal data from the Norwegian HUNT study (EPINCONT)". *BMC Urol.* Maio de 2013; 13:27.

3 de Groat W.C.; Griffiths D.; Yoshimura N. Comprehensive Physiology: Wiley-Blackwell. 2014: 327–396.

4 Li M.; Sun Y.; Simard J.M.; Chai T.C. "Increased transient receptor potential vanilloid type 1 (TRPV1) signaling in idiopathic overactive bladder urothelial cells". *Neurourol Urodyn.* Abril de 2011; 30(4): 606–611.

5 Reid G.; Burton J.P. "Urinary incontinence: making sense of the urinary microbiota in clinical urology". *Nat Rev Urol.* Outubro de 2016; 13(10): 567–568.

6 Hilt E.E.; McKinley K.; Pearce M.M.; Rosenfeld A.B.; Zilliox M.J.; Mueller E.R.; Brubaker L.; Gai X.; Wolfe A.J.; Schreckenberger P.C. "Urine is not sterile: use of enhanced urine culture techniques to detect resident bacterial flora in the adult female bladder". *J Clin Microbiol.* Março de 2014; 52(3): 871–876.

7 Khasriya R.; Sathiananthamoorthy S.; Ismail S.; Kelsey M.; Wilson M.; Rohn J.L.; Malone-Lee J. "Spectrum of bacterial colonization associated with urothelial cells from patients with chronic lower urinary tract symptoms". *J Clin Microbiol.* Julho de 2013; 51(7): 2054–2062.

8 Pearce M.M.; Hilt E.E.; Rosenfeld A.B.; Zilliox M.J.; Thomas-White K.; Fok C.; Kliethermes S.; Schreckenberger P.C.; Brubaker L.; Gai X.; Wolfe A.J. "The female urinary microbiome: a comparison of women with and without urgency urinary incontinence". *MBio*. Julho de 2014; 5(4): 1283–1314.
9 Brubaker L.; Wolfe A.J. "Microbiota in 2016: Associating infection and incontinence with the female urinary microbiota". *Nat Rev Urol*. Fevereiro de 2017; 14(2): 72–74.
10 Subak L.L.; Wing R.; West D.S.; Franklin F.; Vittinghoff E.; Creasman J.M.; Richter H.E.; Myers D.; Burgio K.L.; Gorin A.A.; Macer J.; Kusek J.W.; Grady D.; PRIDE Investigators. "Weight loss to treat urinary incontinence in overweight and obese women". *N Engl J Med*. Janeiro de 2009; 360(5): 481–490.
11 Liu J.; Eden J. "Experience and attitudes toward menopause in Chinese women living in Sydney – a cross sectional survey". *Maturitas*. Dezembro de 2007; 58(4): 359–365.
12 Heiradi, M. "Sexual Function and Factors Affecting Menopause: A Systematic Review". *J Menopausal Med*. Abril de 2019; 25(1): 15–27.
13 Ornat L.; Martínez-Dearth R.; Muñoz A.; Franco P.; Alonso B.; Tajada M.; Pérez-López F.R. "Sexual function, satisfaction with life and menopausal symptoms in middle-aged women". *Maturitas*. Julho de 2013; 75(3): 261–269.
14 Beygi M.; Fahami F.; Hasan-Zahraei R.; Arman S. "Sexual dysfunction in menopause". *J Isfahan Med. Sch*. 2008; 26: 294–300.
15 Ringa V.; Diter K.; Laborde C.; Bajos N. "Women's sexuality: from aging to social representations". *J Sex Med*. Outubro de 2013; 10(10): 2399–2408.
16 Nastri C.O.; Lara L.A.; Ferriani R.A.; Rosa-E-Silva A.C.; Figueiredo J.B.; Martins W.P. "Hormone therapy for sexual function in perimenopausal and postmenopausal women". *Cochrane Database Syst Rev*. Junho de 2013; (6).
17 Lindau S.T.; M.D.; M.A.P.P.; Schumm L.P.; M.A.; Laumann E.O.; Ph.D.; Levinson W.; M.D.; O'Muircheartaigh C.A.; Ph.D.; Waite L.J.; Ph.D. "A Study of Sexuality and Health among Older Adults in the United States". *The New England Journal of Medicine*. Agosto de 2007; 357(8): 762–774.
18 Magiliano M. "Menopausal arthralgia: fact or fiction". *Maturitas*. Setembro de 2010; 67(1):29–33.
19 Szoeke C.E.; Cicuttini F.M.; Guthrie J.R.; Dennerstein L. "The relationship of reports of aches and joint pains to the menopausal transition: a longitudinal study". *Climacteric*. Fevereiro de 2008; 11(1): 55–62.
20 Qin J.; Barbour K.E.; Murphy L.B.; Nelson A.E.; Schwartz T.A.; Helmick C.G.;

Allen K.D.; Renner J.B.; Baker N.A.; Jordan J.M. "Lifetime Risk of Symptomatic Hand Osteoarthritis: The Johnston County Osteoarthritis Project". *Arthritis Rheumatol.* Junho de 2017; 69(6): 1204–1212.

21 Hanna F.S.; Teichtahl A.J.; Wluka A.E.; Wang Y.; Urquhart D.M.; English D.R.; Giles G.G.; Cicuttini F.M. "Women have increased rates of cartilage loss and progression of cartilage defects at the knee than men: a gender study of adults without clinical knee osteoarthritis". *Menopause.* Julho-Agosto de 2009; 16(4): 666–670.

22 Ma H.L.; Blanchet T.J.; Peluso D.; Hopkins B.; Morris E.A.; Glasson S.S. "Osteoarthritis severity is sex dependent in a surgical mouse model". *Osteoarthritis Cartilage.* Junho de 2007; 15(6): 695–700.

23 Cirillo D.J.; Wallace R.B.; Wu L.; Yood R.A. "Effect of hormone therapy on risk of hip and knee joint replacement in the Women's Health Initiative". *Arthritis Rheum.* Outubro de 2006; 54(10): 3194–3204.

24 Smolen J.S.; Aletaha D.; McInnes I.B. "Rheumatoid arthritis". *Lancet.* Outubro de 2016; 388(10055): 2023–2038.

25 Carmona L.; Cross M.; Williams B.; Lassere M.; March L. "Rheumatoid arthritis". *Best Practice and Research Clinical Rheumatology.* Dezembro de 2010; 24(6): 733–745.

26 Frankfurt M.; Gould E.; Woolley C.S.; McEwen B.S. "Gonadal steroids modify dendritic spine density in ventromedial hypothalamic neurons: a Golgi study in the adult rat". *Neuroendocrinology.* Maio de 1990; 51(5): 530–535.

27 Frankfurt M.; Luine V. *Hormones and Behavior.* Elsevier. Agosto de 2015; 74: 26–28.

28 Saldanha C.J.; Remage-Healey L.; Schlinger B.A. "Synaptocrine signaling: steroid synthesis and action at the synapse". *Endocr Rev.* Agosto de 2011; 32(4): 532–549.

29 Kato A.; Hojo Y.; Higo S.; Komatsuzaki Y.; Murakami G.; Yoshino H.; Uebayashi M.; Kawato S. "Female hippocampal estrogens have a significant correlation with cyclic fluctuation of hippocampal spines. *Front Neural Circuits.* Outubro de 2013; 7: 149.

30 Wei J.; Yuen E.Y.; Liu W.; Li X.; Zhong P.; Karatsoreos I.N.; McEwen B.S.; Yan Z. "Estrogen protects against the detrimental effects of repeated stress on glutamatergic transmission and cognition". *Mol Psychiatry.* Maio de 2014; 19(5): 588–598.

31 Hampson E.; Becker J.B.; Breedlove S.M.; Crews D.; McCarthy M.M. "Sex

Differences in human brain and cognition: the influence of sex steroids in early and adult life". Boston, MIT Press; 2002.
32 Gillies G.E.; McArthur S. "Estrogen actions in the brain and the basis for differential action in men and women: a case for sex-specific medicines". *Pharmacol Rev.* Junho de 2010; 62(2): 155–198.
33 Joffe H.; Hall J.E.; Gruber S.; Sarmiento I.A.; Cohen L.S.; Yurgelun-Todd D.; Martin K.A. "Estrogen therapy selectively enhances prefrontal cognitive processes: a randomized, double-blind, placebo-controlled study with functional magnetic resonance imaging in perimenopausal and recently postmenopausal women". *Menopause.* Maio-junho de 2006; 13(3): 411–422.
34 Pike C.J. "Sex and the development of Alzheimer's disease". *J Neurosci Res.* Janeiro de 2017; 95(1–2): 671–680.
35 Brown L.M.; Clegg D.J. "Central Effects of Estradiol in the Regulation of Adiposity". *J Steroid Biochem Mol Biol.* Outubro de 2010; 122(1–3): 65–73.
36 Davis S.R.; Castelo-Branco C.; Chedraui P.; Lumsden M.A.; Nappi R.E.; Shah D.; Villaseca P.; Writing Group of the International Menopause Society for World Menopause Day 2012. "Understanding weight gain at menopause." *Climacteric.* Setembro de 2012; 15(5): 419–429.
37 Brown L.M.; Clegg D.J. "Central Effects of Estradiol in the Regulation of Adiposity". *J Steroid Biochem Mol Biol.* Outubro de 2010; 122(1–3): 65–73.
38 Neuhouser M.L.; Araoaki A.K.; Prentice R.L.; Manson J.E.; Chlebowski R.; Carty C.L.; Ochs-Balcom H.M.; Thomson C.A.; Caan B.J.; Tinkler L.F.; Peragallo-Urrutia R.; Knudtson J.; Anderson G.L. "Overweight, Obesity and Postmenopausal Invasive Breast Cancer Risk". *JAMA Oncol.* 2015; 1(5): 611–621.
39 Iorga A.; Cunningham C.M.; Moazeni S.; Ruffenach G.; Umar S.; Eghbali M. "The protective role of estrogen and estrogen receptors in cardiovascular disease and the controversial use of estrogen therapy". *Biol Sex Differ.* 2017; 8(1): 33.
40 Keteepe-Arach T.; Sharma S. "Cardiovascular Disease in Women: Understanding Symptoms and Risk Factors". *European Cardiology Review.* 2017; 12(1): 10–13.
41 Keteepe-Arach T.; Sharma S. "Cardiovascular Disease in Women: Understanding Symptoms and Risk Factors". *Eur Cardiol.* 2017; 12(1): 10-13.
42 Daly C.; Clemens F.; Lopez-Sendon J.L.; Travazzi L.; Boersma E.; Danchin N.; Delahave F.; Gitt A.; Julian D.; Mulcahy D.; Ruzvllo W.; Thygesen K.; Verheugt

F.; Fox K.M. “Gender differences in the management and clinical outcome of stable angina”. *Circulation*. Janeiro de 2006; 113(4): 490–498.
43 McLarty A.; Mann N.; Lawson W.E.; Foster A. “Womens heart health series: a mini-symposium”. *Med Sci Monit*. Junho de 2003; 9(6): 103–110.

5. Hormônios bioidênticos

44 Margaret E. Wierman, Wiebke Arlt, Rosemary Basson, Susan R. Davis, Karen K. Miller, Mohammad H. Murad, William Rosner, Nanette Santoro. “Androgen Therapy in Women: A Reappraisal: An Endocrine Society Clinical Practice Guideline”.
45 Fournier A.; Berrino F.; Clavel-Chapelon F. “Unequal risks for breast cancer associated with different hormone replacement therapies: results from the E3N cohort study”. *Breast Cancer Res Treat*. Janeiro de 2008; 107(1): 103–111.
46 Stute P. “Is breast cancer risk the same for all progestogens?” *Arch Gynecol Obstet*. Agosto de 2014; 290(2): 207–209.
47 Rosano G.M.; Webb C.M.; Chierchia S.; Morgani G.L.; Gabraele M.; Sarrel P.M.; de Ziegler D.; Collins P.J. “Natural progesterone, but not medroxyprogesterone acetate, enhances the beneficial effect of estrogen on exercise-induced myocardial ischemia in postmenopausal women”. *Am Coll Cardiol*. Dezembro de 2000; 36(7): 2154–2159.
48 Filho A.S.; Soares Júnior J.M.; Arkader J.; Maciel G.A.; Baracat E.C. “Attitudes and practices about postmenopausal hormone therapy among female gynecologists in Brazil”. *Maturitas*. Junho de 2005; 51(2): 146–153.
49 Buhling K.J.; von Studnitz F.S.; Jantke A.; Eulenburg C.; Mueck A.O. “Use of hormone therapy by female gynecologists and female partners of male gynecologists in Germany 8 years after the Women's Health Initiative study: results of a survey”. *Menopause*. Outubro de 2012; 19(10): 1088–1091.
50 Bellocco R.; Marrone G.; Ye W.; Nyrén O.; Adami H.O.; Mariosa D.; Lagerros Y.T. “A prospective cohort study of the combined effects of physical activity and anthropometric measures on the risk of post-menopausal breast cancer”. *Eur J Epidemiol*. Abril de 2016; 31(4): 395–404.
51 Rossouw J.E.; Anderson G.L.; Prentice R.L.; LaCroix A.Z.; Kooperberg C.; Stefanick M.L.; Jackson R.D.; Beresford S.A.; Howard B.V.; Johnson K.C.; Kotchen J.M.; Ockene J.; Writing Group for the Women's Health Initiative Investigators.

"Risks and benefits of estrogen plus progestin in healthy postmenopausal women: principal results From the Women's Health Initiative randomized controlled trial". *JAMA*. Julho de 2002; 288(3): 321–333.

52 Papadopoulos A.; Guida F.; Leffondré F.; Cénée S.; Cyr D.; Schmaus A.; Radoï L.; Paget-Bailly S.; Carton M.; Menvielle G.; Woronoff A.-S.; Tretarre B.; Luce D.; Stücker I. "Heavy smoking and lung cancer: are women at higher risk? Result of the ICARE study". *Br J Cancer*. Março de 2014; 110(5): 1385–1391.

53 Howlader N.; Noone A.M.; Krapcho M. SEER Cancer Statistics Review, 1975–2016. Table 4.17. Cancer of the female breast (invasive)-Lifetime risk of being diagnosed with cancer given alive at current age. National Cancer Institute. Bethesda, MD. Acesso em: 5 de novembro de 2019.

54 Ziaei S.; Kazemnejad A.; Zareai M. "The effect of vitamin E on hot flashes in menopausal women". *Gynecol Obstet Invest*. 2007; 64(4): 204–207.

55 Elkins G.R.; Fisher W.I.; Johnson A.K.; Carpenter J.S.; Keith T.Z. "Clinical hypnosis in the treatment of postmenopausal hot flashes: a randomized controlled trial". *Menopause*. Março de 2013; 20(3): 291–298.

56 Winther K.; Rein E.; Hedman C. "Femal, a herbal remedy made from pollen extracts, reduces hot flushes and improves quality of life in menopausal women: a randomized, placebo-controlled, parallel study". *Climacteric*. Junho de 2005; 8(2): 162–170.

57 Komesaroff P.A.; Black C.V.; Cable V.; Sudhir K. "Effects of wild yam extract on menopausal symptoms, lipids and sex hormones in healthy menopausal women". *Climacteric*. Junho de 2001; 4(2): 144–150.

58 Hsu C.C.; Kuo H.C.; Chang S.Y.; Wu T.C.; Huang K.E. "The assessment of efficacy of Diascorea alata for menopausal symptom treatment in Taiwanese women". *Climacteric*. Fevereiro de 2011; 14(1): 132–139.

59 Nayak C.; Singh V.; Singh K.; Singh H.; Gupta J.; Lamba C.D.; Sharma A.; Sharma B.; Indira B.; Bhuvaneshwari S.; Bindra S.K.; Luxmi K.S. "Management of distress during climacteric years by homeopathic therapy". *Complement Med*. Novembro de 2011; 17(11): 1037–1042.

6. Transforme seu ginecologista em um facilitador – O que, quando e como perguntar

60 Winnifred Cutler, Regula Bürki, James Kolter, Catherine Chambliss, Erika Friedmann, Kari Hart. "Invasive Breast Cancer Incidence in 2,305,427 Screened Asymptomatic Women: Estimated Long Term Outcomes during Menopause Using a Systematic Review". *PLoS One*. 2015; 10(6).

CONHEÇA ALGUNS DESTAQUES DE NOSSO CATÁLOGO

- Augusto Cury: Você é insubstituível (2,8 milhões de livros vendidos), Nunca desista de seus sonhos (2,7 milhões de livros vendidos) e O médico da emoção
- Dale Carnegie: Como fazer amigos e influenciar pessoas (16 milhões de livros vendidos) e Como evitar preocupações e começar a viver
- Brené Brown: A coragem de ser imperfeito – Como aceitar a própria vulnerabilidade e vencer a vergonha (900 mil livros vendidos)
- T. Harv Eker: Os segredos da mente milionária (3 milhões de livros vendidos)
- Gustavo Cerbasi: Casais inteligentes enriquecem juntos (1,2 milhão de livros vendidos) e Como organizar sua vida financeira
- Greg McKeown: Essencialismo – A disciplinada busca por menos (700 mil livros vendidos) e Sem esforço – Torne mais fácil o que é mais importante
- Haemin Sunim: As coisas que você só vê quando desacelera (700 mil livros vendidos) e Amor pelas coisas imperfeitas
- Ana Claudia Quintana Arantes: A morte é um dia que vale a pena viver (650 mil livros vendidos) e Pra vida toda valer a pena viver
- Ichiro Kishimi e Fumitake Koga: A coragem de não agradar – Como se libertar da opinião dos outros (350 mil livros vendidos)
- Simon Sinek: Comece pelo porquê (350 mil livros vendidos) e O jogo infinito
- Robert B. Cialdini: As armas da persuasão (500 mil livros vendidos)
- Eckhart Tolle: O poder do agora (1,2 milhão de livros vendidos)
- Edith Eva Eger: A bailarina de Auschwitz (600 mil livros vendidos)
- Cristina Núñez Pereira e Rafael R. Valcárcel: Emocionário – Um guia lúdico para lidar com as emoções (800 mil livros vendidos)
- Nizan Guanaes e Arthur Guerra: Você aguenta ser feliz? – Como cuidar da saúde mental e física para ter qualidade de vida
- Suhas Kshirsagar: Mude seus horários, mude sua vida – Como usar o relógio biológico para perder peso, reduzir o estresse e ter mais saúde e energia